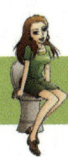 자궁이 건강해야 여성이 건강하다

여·자·를·살·리·는
좌훈요법

추천사

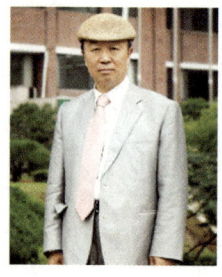

갈수록 발전하는 의료기술은 머지않은 미래에 어떤 질병이라도 완전하게 치료할 수 있다는 희망을 갖게 한다. 그러나 아직까지는 희망일 뿐 치료되는 질병보다 치료되지 않는 질병이 많고, 질병의 원인을 알 수 있는 경우보다 모르는 경우가 많다.

'醫療'란 질병을 치료한다는 말인데, 어떤 이론에 입각하여 치료하는가에 따라 치료법은 완전히 달라질 수 있다. 아니 땐 굴뚝에 연기는 나지 않는다. 질병은 반드시 그 원인이 있다는 말이다. 그러나 현대의 치료법은 대체로 원인보다는 증상을 없애는 방법을 선택하고 있다. 물론 급성질환 또는 생명이 위급한 경우에는 이러한 치료법을 선택해야 한다. 하지만 만성질환의 경우에는 증상보다는 원인에 주목할 필요가 있으며, 인체의 생리에 맞는 순리적인 치료법을 사용해야 한다.

이 책에서 설명하고 있는 좌훈요법은 질병의 원인을 없애는 치료법이라고 할 수 있으며, 인체의 생리에 맞는 순리적이고 자연적인 치료법이라고 할 수 있다. 더구나 부작용이 없고 남녀노소 누구나 할 수 있다는 장점이 있다. 아무쪼록 이 글을 읽는 모든 이들이 좌훈요법을 통해 건강을 회복하기 바라며, 이 글을 쓰기 위해 옥고의 노력을 다한 저자들에게 심심한 감사의 마음을 전한다.

2008년 4월 10일
안덕균(前 경희대학교 한의과대학 본초학교수)

서 문

사는 것이 편리해져 좋다는 사람도 있고, 사는 것이 팍팍해져 힘들다고 하는 사람도 있다. 세상의 변화를 어떤 시각으로 보는 가에 따른 개인적인 견해이겠지만, 분명한 것은 얻는 만큼 잃는 것도 있다는 점이다.

세상이 발전하여 생활이 편리해지고 먹을거리가 풍성해져 굶어죽는 사람이 없을 정도가 되었지만, 원인도 모르는 병이 속출하는 것 또한 이와 같다고 하겠다. 특히 현 시대에는 운동량 감소와 영양과잉, 스트레스 때문에 각종 질병에 시달리는 사람이 늘고 있는데, 이 책에서는 다양한 질병의 원인을 냉기(冷氣)로 귀결시키고 있다.

몸 안의 냉기는 실로 다양한 증상을 불러온다. 수족냉증, 생리통, 생리불순, 두통 등 모두 열거할 수 없을 정도로 많다. 특히 여성은 남성보다 체열이 높지 않기 때문에 몸 안에 냉기가 생길 소지가 높고, 따라서 질병에 걸릴 가능성도 많다.

냉기를 제거하는 방법은 다양하다. 그 중에서 가장 효과가 좋고 조상 대대로 사용했던 좌훈을 권하고 싶다. 좌훈은 한약재를 태우거나 끓일 때 나오는 김과 열을 이용하는 치료법이다. 즉 냉기를 제거하는 치료법이며 혈액순환을 좋게 하기 때문에 다양한 질환에 도움이 된다. 특히 하복부와 손발을 비롯하여 몸 전체적으로 찬 사람에게는 좌훈만큼 좋은 치료법이 없다. 질병으로 고통 받고 있는 사람들에게 이 책은 희망의 빛이 될 것으로 믿는다.

01 냉기(冷氣)와 여성건강_15

냉기(冷氣)란? ··17

냉기(冷氣)로 인해 발생하는 네 가지 ································19
1) 혈액순환장애(血液循環障碍) ··19
2) 어혈(瘀血) ··20
3) 기능저하(機能低下) ··20
4) 수분정체(水分停滯) ··21

현대인에게 냉기(冷氣)가 발생하는 이유 ······························23
1) 운동부족 ··23
2) 스트레스에 의한 혈액순환 불량 ································25
3) 과식(過食) ··26
4) 잘못된 의복습관 ··28
5) 지나친 수분섭취 ··29
6) 약물의 남용 ··30

냉기를 제거하는 방법 ··31
1) 운동 ··31
2) 식사조절 ··32
3) 스트레스에서 해방 ··34
4) 의복습관 개선 ··36
5) 좌훈요법 ··37

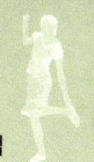

02 여성건강을 위한 좌훈요법_39

좌훈이란 ·· 41

좌훈의 문헌적 고찰 ······································ 44

좌훈과 관련된 이야기 ···································· 48

좌훈과 회음혈 ·· 50

좌훈의 효과 ··· 52

1) 살균효과(몸속을 깨끗하게 소독한다.) ············ 52

2) 진통효과(하복부의 통증을 없애준다.) ············ 52

3) 소염효과(염증을 없애준다.) ······················· 53

4) 지방제거효과(똥배의 고민을 풀어준다.) ········· 53

5) 수축효과(산후관리에 효과적이고 성감을 높여준다.) ········· 54

6) 미용효과(피부를 곱게 가꾸어준다.) ··············· 55

7) 영양효과 및 부활효과 ······························· 55

좌훈에 쓰이는 약재 ······································ 56

1) 애엽(艾葉;약쑥) ······································ 56

2) 진피(陳皮; 귤껍질) ·································· 57

3) 지각(枳殼; 탱자껍질) ······························· 58

4) 측백엽(側柏葉; 측백나무의 잎) ···················· 59

5) 상엽(桑葉; 뽕나무의 잎) ··························· 60

6) 포공영(蒲公英) ······································· 60

7) 익모초(益母草) ······································· 61

8) 사상자(蛇床子) ······································· 62

9) 천궁(川芎) …………………………………………………………………62

10) 고백반 ……………………………………………………………………63

11) 괴화(槐花) …………………………………………………………………64

03 좌훈으로 개선되는 질환_67

냉증(冷症) …………………………………………………………………69

1) 냉증의 원인(양방적) ……………………………………………………71

2) 냉증의 원인(한방적) ……………………………………………………72

3) 냉증으로 인해 발생할 수 있는 증상과 질환 ………………………72

4) 이런 사람에게 생긴다. …………………………………………………73

5) 냉증의 좌훈요법 …………………………………………………………74

6) 냉증을 예방하는 생활 …………………………………………………75

7) 냉증에 좋은 음식 ………………………………………………………76

생리통(生理痛) ……………………………………………………………78

1) 생리통의 원인 ……………………………………………………………79

2) 생리통의 한방치료 ………………………………………………………81

3) 생리통의 좌훈요법 ………………………………………………………82

4) 생리통을 예방하는 방법 ………………………………………………84

5) 생리통에 좋은 음식 ……………………………………………………85

6) 생리통에 나쁜 음식 ……………………………………………………86

생리전증후군(生理前症候群) ……………………………………………87

1) 생리전증후군의 증상 ……………………………………………………88

2) 생리전증후군의 원인 …………………………………88

3) 생리전증후군의 예방법 ………………………………89

4) 생리전증후군의 좌훈요법 ……………………………90

생리불순 ……………………………………………………92

1) 생리불순의 원인 ………………………………………94

2) 생리불순의 좌훈요법 …………………………………95

3) 생리불순이 있을 때의 관리 …………………………96

불임 …………………………………………………………98

1) 여성불임의 원인 ………………………………………99

2) 불임의 좌훈요법 ……………………………………101

3) 여성 불임을 예방하는 방법 ………………………103

4) 불임일 때의 식이요법 ………………………………105

자궁근종 …………………………………………………108

1) 자궁근종의 증상 ……………………………………109

2) 자궁근종의 원인 ……………………………………110

3) 자궁근종의 좌훈요법 ………………………………112

4) 자궁근종 예방 및 치료를 위한 생활습관 ………114

자궁내막증 ………………………………………………118

1) 자궁내막증의 증상 …………………………………119

2) 자궁내막증의 원인 …………………………………119

3) 자궁내막증의 좌훈요법 ……………………………122

난소낭종 ··· 123
1) 난소낭종의 7가지 증상 ··· 125
2) 양방에서의 난소낭종의 치료 ·· 125
3) 한방에서의 난소낭종의 치료 ·· 126
4) 난소낭종의 좌훈요법 ··· 127

질염(냉대하) ·· 129
1) 질염의 증상 ··· 130
2) 질염의 원인 ··· 131
3) 질염의 예방법 ··· 131
4) 질염의 좌훈요법 ··· 132

변비 ··· 134
1) 변비의 증상 ··· 135
2) 변비의 원인 ··· 136
3) 변비의 좌훈요법 ··· 139

여드름(뽀루지) ·· 141
1) 부위별로 본 여드름 ··· 143
2) 여드름(뽀루지)의 좌훈요법 ··· 145

복부비만 ··· 146
1) 허리 & 엉덩이 둘레 비에 의한 복부 비만도 ················· 147
2) 지방의 분포에 의한 복부 비만 형태 ······························· 147
3) 복부 비만의 원인 ··· 148

4) 좌훈 다이어트 ··150

치질 ···152
1) 치질의 원인 ··154
2) 치질에 잘 걸리는 체질! ·····································155
3) 치질과 술 ··155
4) 여성의 치질 ··156
5) 치질예방법 ···157
6) 치질의 좌훈요법 ··161

04 이런 것도 좋아진다!_165

어깨결림 ···167
부부관계 개선 ···169
생식기 가려움증 ··171
생리량이 적은 경우 ··173
생리가 중단된 경우 ··175
불면증 ··176
요실금 ··177
소화가 안 되는 사람 ··178
나잇살로 걱정하는 사람 ··180
전립선질환 ···182

05 좌훈을 하는 방법_185

1) 방법 …………………………………………………………………… 187
2) 주의사항 ……………………………………………………………… 188

06 좌훈으로 치료된 사례_189

냉증 ……………………………………………………………………… 191
생식기 가려움증 ………………………………………………………… 192
냉대하 …………………………………………………………………… 193
불임 ……………………………………………………………………… 194
생리불순 ………………………………………………………………… 195
생리통 …………………………………………………………………… 197
손발저림 ………………………………………………………………… 198
피부 트러블 ……………………………………………………………… 199
변비 ……………………………………………………………………… 200
부부관계 개선 …………………………………………………………… 202
복부비만 ………………………………………………………………… 203
소화력 증진 ……………………………………………………………… 204
불면증 …………………………………………………………………… 205
요실금 …………………………………………………………………… 206
자궁근종 ………………………………………………………………… 207

07 좌훈의 효과를 배가시키는 한약처방_209

냉증 ··· 211

1) 이중탕 ··· 211

2) 부자이중탕 ··· 211

3) 건리탕 ··· 211

4) 오적산 ··· 212

5) 계강양위탕 ··· 212

생리통 ··· 213

1) 오적산 ··· 213

2) 사물탕 ··· 213

3) 조경종옥탕 ··· 213

4) 칠제향부환 ··· 214

5) 귀출파징탕 ··· 214

생리전증후군 ·· 215

1) 오적산 ··· 215

2) 사물탕 ··· 215

3) 조경종옥탕 ··· 215

4) 대영전 ··· 216

생리불순 ·· 217

1) 사물탕 ··· 217

2) 조경종옥탕 ··· 217

3) 대영전 ·· 217
4) 조경산 ·· 218
5) 칠제향부환 ·· 218

불임 ··· 219
1) 조경종옥탕 ·· 219
2) 대영전 ·· 219
3) 육린주 ·· 219
4) 사물황구환 ·· 220
5) 사물탕 ·· 220
6) 도담탕 ·· 220

자궁근종 ··· 221
1) 사물탕 ·· 221
2) 조경종옥탕 ·· 221
3) 대영전 ·· 221

자궁내막증 ··· 222
1) 사물탕 ·· 222
2) 조경종옥탕 ·· 222
3) 칠제향부환 ·· 222

질염(냉대하) ··· 223
1) 비원전 ·· 223
2) 육린주 ·· 223

3) 오적산 ··223

4) 이진탕 ··224

5) 난간전 ··224

변비 ··225

1) 사물탕 ··225

2) 사마탕 ··225

여드름(뾰루지) ··226

1) 조경종옥탕 ··226

2) 청상방풍탕 ··226

치질 ··227

1) 익위승양탕 ··227

2) 육미지황원 ··227

3) 진교창출탕 ··227

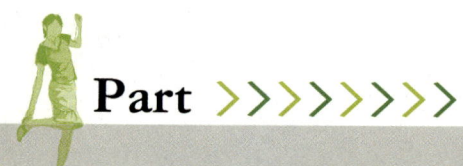 Part >>>>>>>>

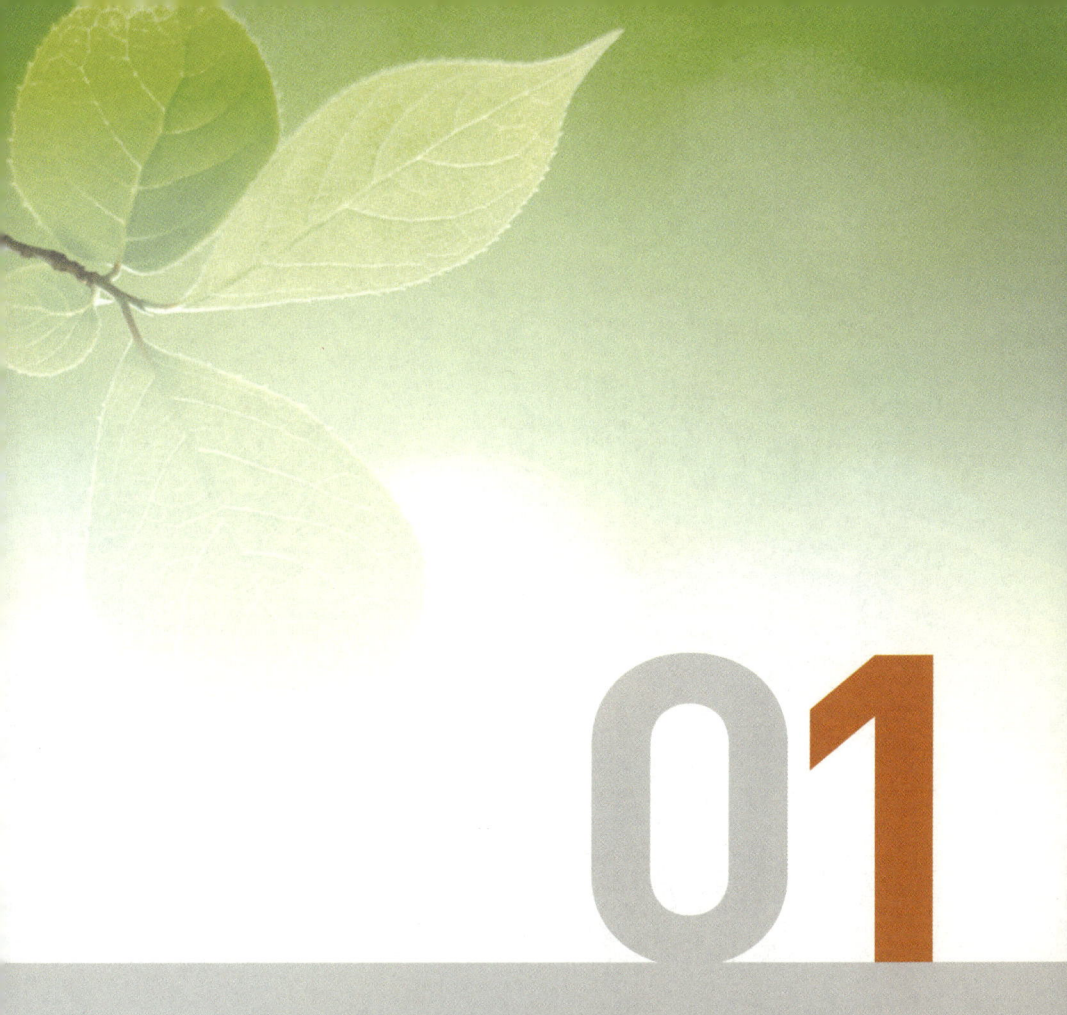

01

냉기(冷氣)와 여성건강

여자를 살리는
좌훈요법

냉기(冷氣)란?

일반적인 냉기(冷氣)의 의미는 말 그대로 찬 기운(氣運)이다. 여기서는 이러한 의미를 인체에 적용하여 몸이 차가워진 상태를 표현하기 위해 사용한다.

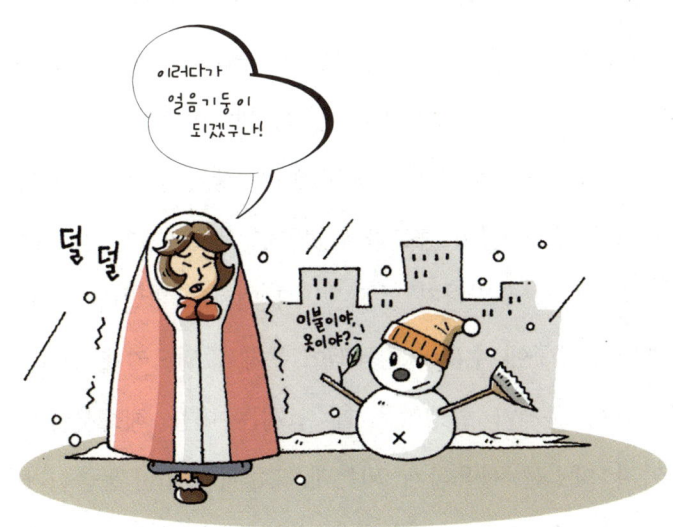

몸이 차다는 말은 주위에서 쉽게 들을 수 있는 말이다. 특히 여자들은 나이가 많지 않음에도 손발이 차다거나 아랫배가 차다는 말을 많이 한다. 이후에 계속 다루고 있지만 여성의 생리불순, 생

리통, 수족냉증, 두통 등 흔히 경험할 수 있는 질환을 비롯하여 자궁근종이나 난소낭종 같은 질환도 대체로 냉기와 연관되어 있다.

몸이 차가워지면 혈액순환이 원활하게 이루어지지 않게 되고, 결과적으로 인체의 조직과 세포에 영양분과 산소의 공급이 부족해지며 세포에서 생성된 노폐물의 배설이 어려워져 세포의 기능이 떨어지게 된다.

이렇게 되었을 때 발생하는 문제를 크게 네 가지로 나누어 살펴보면 첫째, 말초까지 혈액이 충분하게 공급되지 못하므로 수족냉증, 하복부냉증이 발생하게 된다. 둘째, 혈액이 탁해지고 부분적으로 정체가 발생하기 때문에 어혈(瘀血)이 생기게 된다. 셋째, 오랫동안 세포에 혈액공급이 충분하지 못하면 세포의 기능이 저하된다. 넷째, 혈액순환이 원활하지 않으면 수분대사도 활발하게 이루어지지 못하므로 곳곳에 수분이 정체되어 문제를 일으키게 된다.

위와 같은 문제가 발생했을 때 인체는 이를 해소시키기 위해 여러 가지 방법을 사용하게 되는데, 그 과정에서 통증이나 구역감, 어지럼증, 염증 등이 발생하게 된다. 특히 여성의 하복통을 비롯한 어깨결림, 수족냉증, 무력감, 소화불량 등은 냉기와 밀접한 관련이 있다.

냉기(冷氣)로 인해 발생하는 네 가지

1) 혈액순환장애(血液循環障碍)

냉기의 영향으로 가장 확연히 나타나는 증상이 냉증(冷症)이다. 몸에 냉기가 발생하면 몸이 차가워지므로 조직이 수축하게 되고, 혈관도 수축하게 된다. 결과적으로 말초 부위로 혈액이 충분하게 전달되지 못하여 냉증이 발생한다.

특히 손과 발은 체적에 비해서 표면적이 넓기 때문에 체열의 발산이 심하고 몸체와 머리 부분에 비해 빨리 차가워진다. 손발 다음으로 냉기를 많이 느끼는 곳은 하복부로 머리와 몸체는 내장 활동에 의해서 발산되는 열을 받는 반면 하복부에 위치한 내장은 상대적으로 열이 적기 때문이다. 더욱이 하복부는 제일 큰 내장이자 열의 발생원인 간장에서 멀리 떨어져 있다. 또한 수족은 시종일관 활동하고 있으므로 근육의 수축과 이완에 따라 물리적으로라도 혈액순환이 이루어지지만 하복부는 그렇지 못하여 하복부냉증이 쉽게 발생한다.

2) 어혈(瘀血)

몸이 차가워지면 혈액순환이 불량해지기 때문에 혈액이 탁해지고 한곳에 정체되기 쉽다. 이것이 한방에서 말하는 어혈(瘀血)이라고 할 수 있는데, 눈 밑에 다크서클이 생기는 것이나 입술이 검붉게 되는 증상은 어혈이 생겼을 때 나타나는 대표적인 증상이다. 젊은 여성에게 흔히 볼 수 있는 여드름과 생리통, 중년 여성에게 흔한 편두통과 생리불순도 어혈과 연관이 있다.

어혈이 악화되면 적(積)을 형성하게 되는데, 이로 인해 통증이 발생할 수 있고, 심해지면 암, 근종 등이 된다. 미국의 의학자이며 영양학자이기도 한 파보 아이롤라 박사나 일본 자연의학계의 최고 권위자인 모리시타 게이치 박사가 '암은 오염된 혈액의 정화장치'라고 주장한 것도 이와 같은 맥락이다.

냉기로 인해 어혈(瘀血)이나 적(積)이 형성되었을 때 나타나는 증상으로는 여성의 생리통, 생리불순, 불임, 자궁근종 등이 있고, 변비나 여드름, 치질 등도 다소 연관성이 있다.

3) 기능저하(機能低下)

몸이 차가워지고 혈액순환이 불량해지면 장기적으로는 인체의 기능이 떨어지기 때문에 각종 문제점들이 발생한다. 먼저, 체온이

1℃ 상승하면 면역력은 30% 증가하고 반대로 체온이 떨어지면 면역력이 저하된다는 연구결과에서 보는 바와 같이 외부에서 침입하는 세균이나 바이러스의 공격에 무력해진다. 따라서 냉기로 인해 인체의 기능이 저하되면 기관지염, 방광염 등 각종 염증질환에 시달리게 된다. 특히 여성의 경우 질염으로 인한 냉대하가 발생할 수 있고, 남성의 경우 전립선염이 발생할 가능성이 높아진다.

둘째, 기능저하가 지속되면 조직의 탄력성이 떨어져 하수(下垂)되는 현상이 나타나게 되는데, 위하수나 자궁하수, 탈항이 여기에 해당한다.

셋째, 인체의 기능이 저하되면 신진대사가 활발하지 못하므로 지방이 분해되지 못하고 계속 축적되므로 비만증이 발생할 가능성이 높아진다. 특히 복부에 지방이 축적되어 복부비만이 되면 생리통, 생리불순, 불임, 냉대하 등을 야기할 수 있다.

4) 수분정체(水分停滯)

체온이 낮으면 우리 몸의 장기는 활동이 느려져서 수분의 대사나 배설이 나빠진다. 결과적으로 인체 곳곳에 수분정체와 관련된 증상이 나타나게 된다.

예를 들어 소화기에 습담(濕痰)이 정체되면 소화기능이 떨어져 식욕부진이나 각종 소화장애를 유발할 수 있고, 내이(內耳)의 달팽

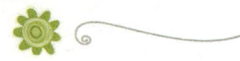

이관에 수분이 정체되면 어지럼증이나 귀울음 증상이 나타나며, 난소에 수분이 정체되면 난소낭종이 나타나게 된다.

  이와 같이 크게 세 가지로 나누어 생각해 보았지만, 이외에도 냉기로 인해 몸살이나 두통, 요통 등이 생길 수 있고, 현기증, 가슴두근거림, 구역질, 설사, 변비, 소화불량, 식욕부진, 불면, 초조, 불안 등의 증상이 생길 수 있다. 결과적으로 여성에게 나타나는 대부분의 증상은 냉기(冷氣)와 연관되어 있다고 할 수 있다.

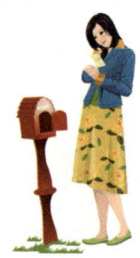

현대인에게 냉기(冷氣)가 발생하는 이유

1) 운동부족

사람은 항온동물이므로 움직일 때나 움직이지 않을 때나 항상 일정한 체온을 유지해야 생명을 이어나갈 수 있다. 그렇다면 사람이 적극적으로 움직이지 않을 때 체열은 어디에서 발생될까?

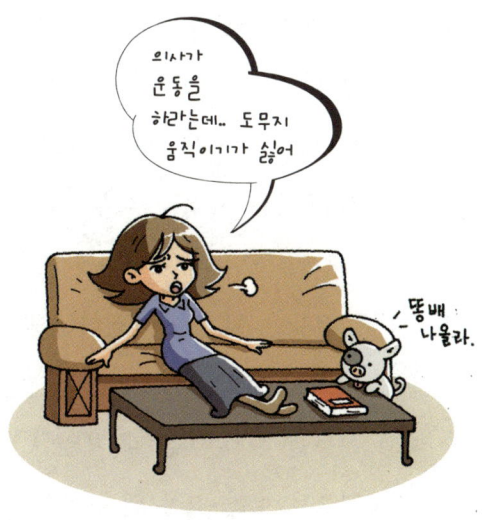

움직이지 않더라도 골격근에서는 대략 22%의 체열생산을 하고 있다. 그 다음으로 간장에서 약 20%, 뇌에서 약 18%, 심장에서 약11%, 신장에서 약 7%, 피부에서 약 5%의 체열을 생산하고 있

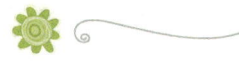

으며 기타 부위에서 약 17%를 생산한다.

뇌에서 열이 난다는 사실을 알고 놀라는 분들도 많겠지만, 실제로 생각하는 일을 하면 뇌가 따뜻해진다. 사랑에 빠져서 이것저것 로맨틱한 생각들을 하다보면 배가 꼬르륵거리는데 그것은 바로 뇌가 열을 내기 때문이다. 또한 두뇌 노동을 하는 사람들은 단 것을 좋아한다는 이야기도 뇌에서 소비된 열량을 신속하게 보충하고자 하는 데에서 비롯한 것이다.

위에서 제시한 수치는 몸이 안정되었을 때의 통계이다. 그렇다면 몸을 움직이면 어떻게 될까? 보디빌더처럼 특별히 근육질인 사람의 경우에는 근육에서 나는 열량의 비율이 80% 가까이까지 올라간다. 이렇듯 운동의 체온상승 효과는 매우 크다. 특히 인체의 근육의 70%이상은 하체에 있으므로 축구처럼 다리를 사용하는 운동이나 조깅, 걷기 같은 운동은 체열을 생산하는 데 매우 효과적이다.

이처럼 운동할 때와 운동을 하지 않을 때 체열이 발생하는 곳에는 차이가 있지만 전체적으로 보면 항상 일정한 정도의 체열이 발생해야 체온의 항상성을 유지할 수 있을 것이다. 그러나 규칙적으로 운동을 하지 않는다면 골격근이 퇴축되어 체열생산의 비율이 점점 낮아질 것이고 다른 장기의 기능도 떨어져 전체적인 체열이 부족해지고, 결국 몸안에 냉기가 발생하게 된다.

2) 스트레스에 의한 혈액순환 불량

스트레스가 위장병의 원인이라는 것은 익히 알려진 사실이다. 분노, 슬픔, 괴로움, 공포 등의 스트레스가 생기면 혈관이 수축되고 혈액순환이 나빠져 체온이 떨어지게 된다. 그 때문에 얼굴이 창백해지거나 손발이 떨리게 되는데, 위 점막에 대한 혈액순환이 나빠지면서 점막의 방어인자가 위산 등 공격인자의 습격을 받게 되었을 때 생기는 위궤양도 같은 이치이다.

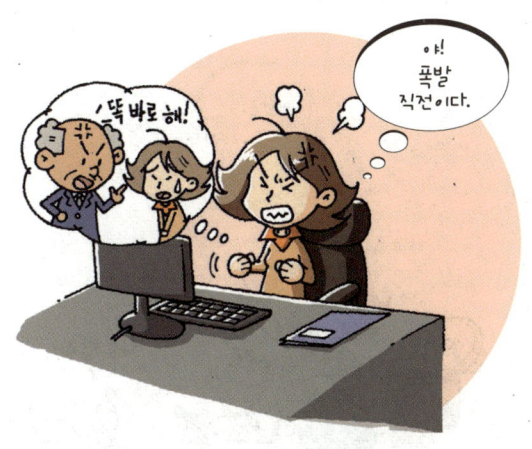

현대는 스트레스의 시대이다. 직장생활을 하는 사람뿐 아니라 전업주부도 육아나 이웃 또는 친정 등 인간관계 때문에 이런저런 스트레스를 받는다. 아이들의 경우 어렸을 때부터 수험전쟁에 시달리고, 사회에 나오면 기업전사로써 다시 스트레스 속에서 살아간

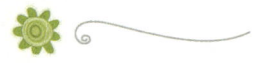

다. 이러한 스트레스가 혈액순환을 방해하고 체온을 떨어뜨려 냉기(冷氣)의 원인이 되고 있다.

3) 과식(過食)

현대는 과식이 편만한 시대라고 해도 과언이 아닐 것이다. 역사상 지금처럼 먹을거리가 충분한 시대는 없었으며, 사람들의 식욕 또한 그 어느 때보다 왕성하다.

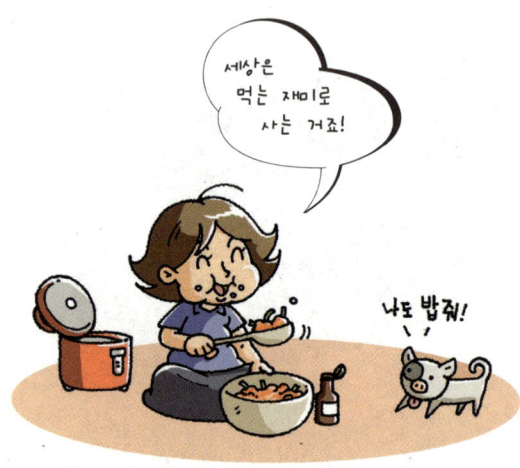

과식은 매번 많이 먹는 것을 의미하기도 하지만, 평소에는 조금씩 먹다가 회식을 할 때 필요 이상으로 많이 먹는 것, 또는 아침이나 점심은 간단히 먹지만 저녁식사는 고기와 술을 곁들여 과다

하게 먹는 것을 의미하기도 한다.

평상시 많이 먹지 않더라도 식사를 하고 난 뒤에는 졸리거나 피로한 느낌이 드는 것을 경험했을 것이다. 이는 소화에 필요한 에너지를 위장으로 집중시키기 때문인데, 과식을 하면 보다 많은 에너지가 필요하기 때문에 인체의 다른 부위에는 일시적으로 에너지가 부족해지는 결과를 낳게 된다. 과식을 하는 횟수가 많지 않다면 큰 문제가 없겠지만 주기적으로 반복되는 생활이라면 인체에 좋지 않은 영향을 미치게 된다.

언급한 대로 위장에서 많은 에너지를 소모하기 때문에 다른 부위에는 에너지가 부족해지고, 이것이 만성화되면 인체의 기능이 저하되면서 혈액순환도 불량해진다. 그 결과 말초로 혈액이 충분하게 가지 못하여 수족냉증이 발생하게 되고, 두통이나 어지럼증, 어깨결림 같은 증상이 나타나게 된다. 이처럼 과식은 인체의 기능저하와 혈행장애를 야기하여 냉기를 발생시키는 중요한 원인이 된다.

과식으로 인해 위와 같은 증상들이 생겼을 때 사람들은 대체로 몸이 약해졌다는 신호로 여기기 때문에 몸에 좋은 것을 찾거나 또다시 과식을 반복하게 된다. 결과적으로 악순환이 계속되어 몸안에 냉기가 쌓이게 된다.

4) 잘못된 의복습관

요즘 젊은 사람들은 유행에 매우 민감하여 자신의 건강을 고려하지 않는 의복을 선택하는 경우가 많다. 특히 사지(四肢)를 노출시키는 의복이나 몸을 꽉 조이는 의복은 혈액순환을 방해하므로 건강에 매우 해롭다.

날씨가 덥지 않은데도 사지를 노출시키는 옷을 입으면 말초혈관이 수축하게 되어 혈액순환에 장애가 발생하기 쉽고, 이런 상태가 만성화되면 냉기의 원인이 된다. 배꼽티 또한 여름철에 입는 것은 별 문제가 없다고 해도 가을철이나 환절기에 입는 것은 냉기의 원인이 될 수 있으므로 입지 않는 것이 좋다.

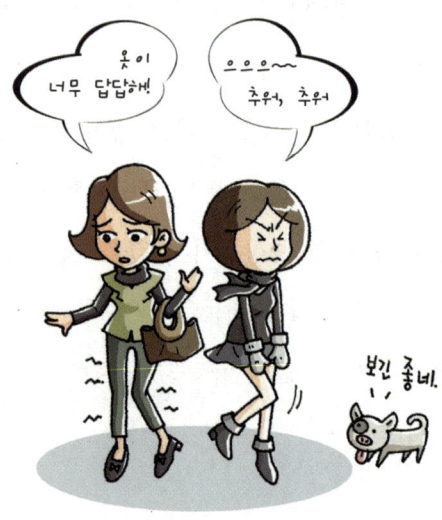

뱃살을 감추기 위해, 또는 섹시한 엉덩이를 과시하기 위해 꽉 조이는 의복을 입는 경우가 많은데, 이것 또한 혈액순환에 장애를 일으켜 냉기의 원인이 된다. 더구나 조이는 의복은 바람이 잘 통하지 않기 때문에 여성의 생식기에 바이러스나 세균이 번식하기 좋은 조건을 만들어 질염을 야기할 수도 있다. 여러모로 조이는 의복은 여성의 건강에 좋지 않다.

5) 지나친 수분섭취

　운동과 함께 섭취하는, 즉 몸에서 필요로 하는 만큼의 수분을 제외한 지나친 수분섭취는 냉기의 원인이 될 수 있다.

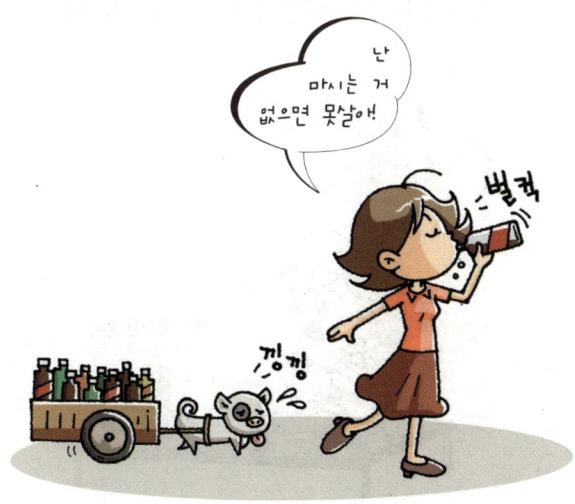

　예를 들어 온종일 에어컨 바람을 맞으면서 하루에 2리터의 물을 섭취하는 것은 수분정체를 유발한다. 물론 이렇게 하는 사람은 많지 않겠지만 활동량이 많지 않은 상태에서 지나치게 차나 콜라, 사이다 등을 마시는 것은 수분을 정체시키고 냉기를 불러올 수 있다.

　6) 약물의 남용

　대부분의 화학약품은 몸을 차갑게 하는 성질이 있다. 해열진통제라고 부르듯이 몸을 차게 하는 작용이 있는 것이다. 사람에 따라 화학약품의 부작용 때문에 약진(藥疹)이 생기거나 구토를 하기도 하는데, 이는 약 때문에 몸이 차가워진 결과 몸에 남아도는 수분을 체외로 배출하여 몸을 따뜻하게 하려는 반응이다.

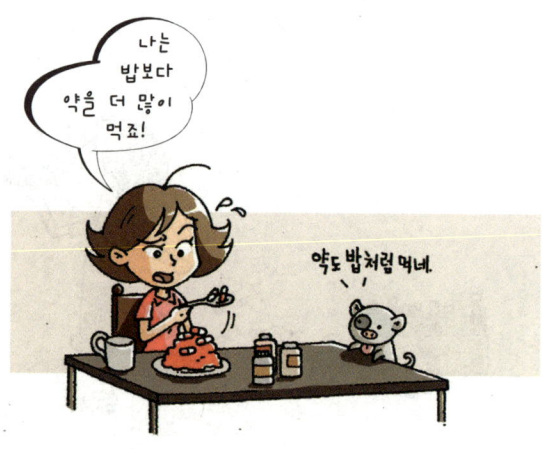

냉기를 제거하는 방법

1) 운동

인도 반도 북서부, 파키스탄령(領) 잠무카슈미르에 훈자라는 마을이 있다. 6,000m 이상의 높은 산으로 둘러싸인 계곡에 위치하지만 기후는 비교적 온화하고 건조하여 건강에 좋은 곳이다.

훈자마을 사람들은 경사지를 이용한 계단경작지에서 벼, 밀, 옥수수, 야채, 과일 등을 재배하며 살아가는데, 사는 것이 부요하지 않지만 건강만큼은 세계 어느 지역 사람들보다 좋다는 평가를 받는다. 그곳 사람들이 건강하게 장수하는 데는 여러 비결이 있겠지만, 아침부터 저녁까지 열심히 일하는 것이 으뜸가는 비결이라고 입을 모은다.

몇 해 전에 텔레비전을 통해 소개된 70대 할아버지 이야기가 생각난다. 그 할아버지는 젊었을 적에 허리를 다쳤고 병원에서 디스크로 진단을 받았다고 한다. 이후 여러 치료를 했으나 별 차도가 없었고, 그때부터 철봉운동을 시작했다고 했다. 십 수 년이 지난 현재 할아버지의 철봉실력은 선수 못지않았으며 디스크로 인한 요통도 없어지고 매우 건강한 모습이었다.

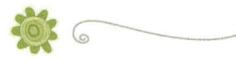

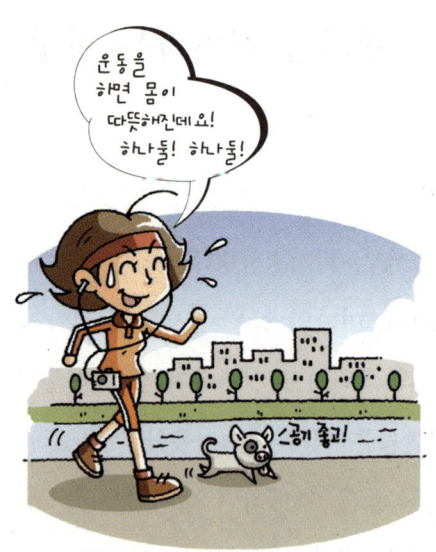

위의 두 사례에서 알 수 있듯이 운동은 건강에 필수적이며, 냉기를 제거하는 가장 좋은 방법이다. 운동을 하면 혈액순환이 활발해지고 체열생산이 증가하므로 몸안의 냉기를 제거할 수 있다. 따라서 냉기로 인한 갖가지 증상을 호소하는 사람들에게는 운동처럼 좋은 방법이 없을 것이다.

2) 식사조절

과식이 냉기를 발생시키는 원인 중에 하나라는 것은 이해했을 것이다. 따라서 식사조절을 통해 몸의 상태를 정상적으로 유지시키는 것이 냉기를 제거하는 좋은 방법이 된다.

 더 이상 알을 낳지 못하는 닭에게 보름 간 단식을 시킨 결과 닭의 깃털이 다시 나기 시작하면서 또다시 알을 낳았다는 보고가 있다. 이는 식사조절이 신진대사를 활발하게 하여 몸의 기능을 항진시킨다는 증거이다. 또 다른 예로 새가 알을 낳고 그 알을 품고 있을 때는 일정기간 아무것도 먹지 않는다고 한다. 이는 단식을 통해 신진대사를 항진시키고 체온을 높게 유지하여 알의 부화를 돕기 위함이다.

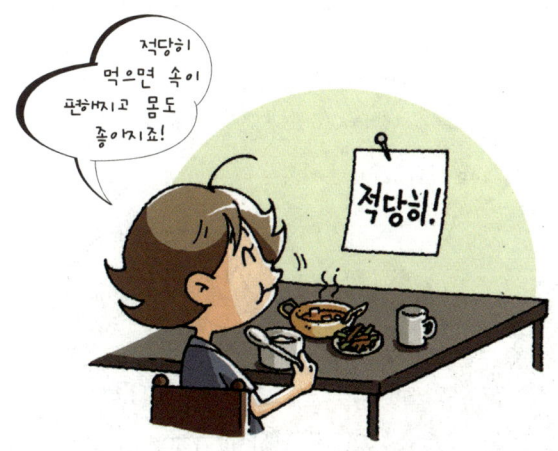

 이처럼 단식을 하거나 식사를 조절함으로서 몸의 기능을 정상화하는 것이 몸안에 축적된 냉기를 제거하고 건강을 회복하는 길이다. 19세기 후반에 건강과 관련된 책을 많이 저술했던 엘렌지화잇

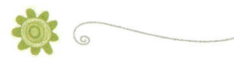

이라는 사람도 모든 질병을 치료함에 있어 2~3일 동안 금식하는 것이 매우 좋다고 했다.

3) 스트레스에서 해방

외부에서 가해지는 해로운 자극을 스트레서(stressor)라 하고, 이때 발생하는 몸의 긴장상태를 스트레스라고 한다. 스트레스 자체는 병이 아니지만 스트레스 유발 요인에 장기간 강하게 노출되면 육체가 견딜 수 없게 되어 병을 일으키는 원인이 된다.

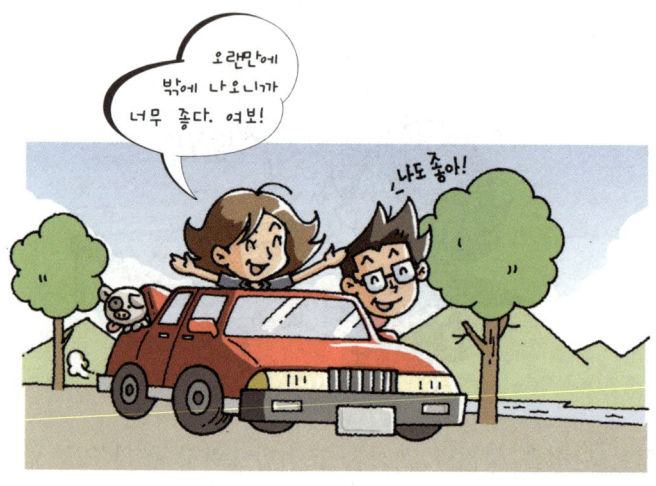

최근 직장인을 대상으로 한 설문에서 무려 89%가 직장에서 스트레스를 받고 있는 것으로 조사됐다. 스트레스에 장기간 과도하게

노출되면 당뇨, 심장병, 천식, 소화성 궤양, 과민성 장증후군, 비만, 우울증, 암과 같은 각종 성인병이 유발될 수 있고, 지나친 경쟁심이나 분노를 느끼는 경우 협심증, 심근경색, 고혈압, 부정맥 등을 일으킨다.

또한 폐의 경우 자율신경계의 영향을 받아 천식 발작이나 신경성 기침을 유발하며 위의 경우 신경성 구토, 위염, 가슴앓이, 십이지장 궤양을 일으킬 수 있다. 뿐만 아니라 생식기에도 많은 영향을 주어 여성에게는 월경불순, 극도의 우울감, 두통, 소화불량을 일으키고 남성에게는 조루증, 발기부전 등 성기능 장애로 나타날 수 있으며 췌장, 피부에도 영향을 미친다.

이처럼 스트레스는 다양한 질환을 불러오는 중대한 원인으로 작용하는데, 스트레스로 인해 위와 같은 질환이 발생되는 기저에는 냉기가 자리하고 있다. 앞 장에서 언급한 대로 스트레스를 장기간 받으면 혈관이 수축되어 혈액순환이 원활하지 못하게 되므로 몸에 냉기가 발생하게 되고, 이러한 상태에서 면역력이 떨어져 각종 질병이 발생하게 되는 것이다.

알고 있으면서도 실천하기 힘든 것 중에 하나가 스트레스에서의 해방이지만, 몸속의 냉기를 제거하여 건강을 되찾으려면 일단 스트레스를 받지 않아야 한다. 또한 스트레스를 지혜롭게 해결하는 법도 배워야 한다.

4) 의복습관 개선

요즘 여성들이 입는 옷을 보면 보기에도 숨이 막힐 정도로 답답한 것도 있고, 반대로 노출이 과다하여 눈살을 찌푸리게 하는 것도 있다. 두 가지 모두 냉기를 야기하므로 건강에는 매우 좋지 않다.

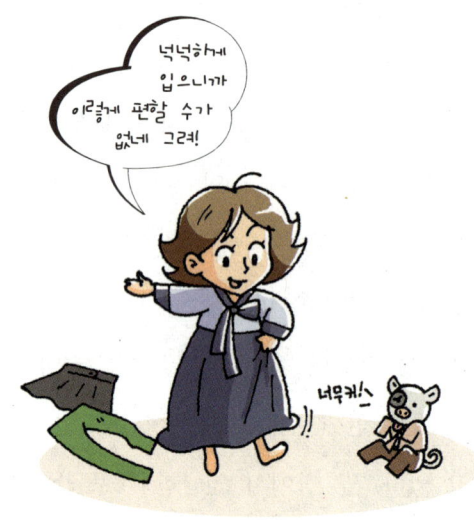

피부는 땀을 분비하여 체온을 조절하고, 각종 노폐물을 몸 밖으로 내보낸다. 만일 피부가 호흡작용, 배설작용, 흡수작용, 감각작용, 보호작용, 체온조절작용 등 자기 기능을 제대로 수행하지 않는다면 우리 몸은 산소부족, 노폐물 정체, 체온의 상승 혹은 하강 등으로 인해 심각한 이상을 겪게 될 것이고, 이러한 상태가 지속되면 몸 안에 냉기가 생길 수밖에 없다.

특히 여성들이 꽉 조이는 거들이나 스타킹으로 몸을 감싸면 자궁을 통해 배설되어야 할 노폐물이 배설되지 못하고 자궁에 정체되어 부인과 계통 질병의 원인이 된다. 따라서 몸안에 생긴 냉기를 제거하기 위해서는 꽉 조이는 옷을 입지 말아야 한다. 반대로 피부를 과도하게 노출시키는 의복도 냉기를 유발할 수 있으므로 피해야 한다.

5) 좌훈요법

냉기를 제거하기 위한 방법으로 운동, 식사조절, 스트레스에서의 해방, 의복습관 개선을 설명하였는데, 이것을 한마디로 표현한다면 '잘못된 생활습관을 건강한 생활습관으로 바꾸는 것'이라고 할 수 있겠다. 그러나 말처럼 쉬운 것이 어디 있겠는가! 더구나 몸이 여기저기 아픈 상황에서 운동하시오! 식사를 조절하시오! 제발 신경 좀 그만 쓰시오! 이런 식으로 조언하는 것은 별로 도움이 되지 못할 것이다.

따라서 몸에 축적된 냉기를 보다 적극적으로 없애는 방법을 소개할까 하는데, 바로 좌훈요법이다. 좌훈요법은 수천 년 전부터 몸안의 냉기를 제거하여 건강을 되찾고자 힘써왔던 우리 조상들의 훌륭한 자연치료법이다. 근래에 좌훈을 하는 사람들이 많지 않아 기억속에서 사라져 가는 듯 하지만 잘 활용하면 그 어떤 치료법보다 좋은 효과를 볼 수 있으므로 계속 전승해야 할 것으로 생각한다.

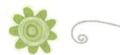

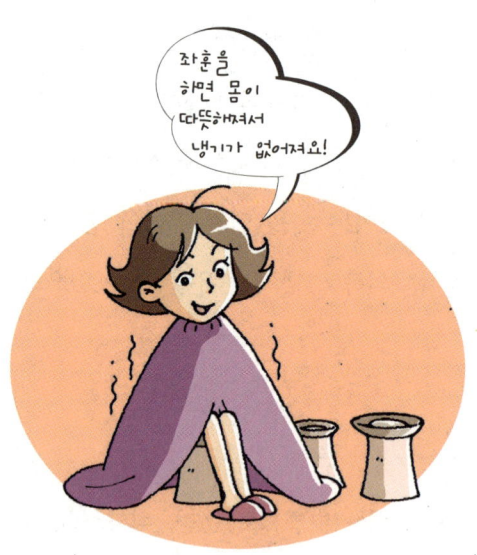

    좌훈요법은 물로 하는 좌욕과 유사한 개념이라고 할 수 있지만 쑥을 비롯한 한약재를 삶거나 태워서 거기에서 나오는 증기와 연기, 원적외선을 이용하기 때문에 편리하고 효과도 좋다. 특히 한약재를 태워서 하는 방법은 습한 기운을 없애는 작용도 있기 때문에 몸이 습한 사람이나 여성에게 적합하다.

02

여성건강을 위한 좌훈요법

여자를 살리는

좌훈요법

좌훈이란

좌훈은 한의학의 외치법(外治法)의 일종인 훈법(薰法)에 해당하는 치료법이다. 예로부터 우리 선조들은 냉대하, 치질 등 하초질환이 있을 때 약쑥이나 포공영, 익모초 등의 약재를 끓이거나 태워서 여기에서 발생하는 증기나 연기, 열로 건강을 지켜왔다. 동의보감에 따르면 하복부 질병은 모두 냉기에서 비롯된 것이라고 하여 훈법의 중요성을 강조했다.

훈법(薰法)에는 약초를 태워 그 연기를 이용하여 질병을 치료하는 훈연법(薰煙法), 약초를 끓여 나오는 김을 이용하여 질병을 치료하는 훈증법(薰蒸法), 약초를 태워 나오는 열로써 질병을 치료하는 훈열법(薰熱法)이 있다.

또한 입을 통하여 약초의 연기를 삼키는 식훈(食燻), 코로 흡입하는 비훈(鼻燻), 건강하지 못한 부위에 직접 쐬는 당훈(當燻) 등으로도 나눌 수 있다.

좌훈은 앉은 자세로 약재를 태우거나 끓여서 나오는 연기와 김을 쏘이는 것이므로 훈연법(薰煙法), 훈증법(薰蒸法), 훈열법(薰熱法)에 모두 해당하며, 후자의 분류법으로는 당훈(當燻)에 해당한다.

동의보감을 보면 "여성의 하복부 통증과 질병은 모두 한기(寒

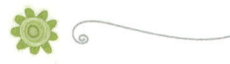

氣)가 모여 딱딱해진 병이니 마땅히 훈증을 해야 한다"고 기록돼 있다. 대부분의 여성질환은 여성의 몸을 냉기에 노출하여 자궁과 하복부가 찬 것으로부터 생기는 병으로 자궁을 비롯한 하복부를 따뜻하게 하는 것이 여성병 치료의 핵심이라 할 수 있다.

바로 이런 여성병의 치료를 위해 한방에서는 다양한 한약재에서 우려낸 열과 연기를 여성의 질과 항문, 회음부 주위에 직접 쏘이는 좌훈을 권하고 있다.

인체에는 360여 경혈이 있는데 좌훈을 하면 가장 중요한 혈(穴) 중에 하나인 회음혈을 자극하고, 여성기 깊숙한 곳에 한약재의 김이나 연기가 스미게 되므로 여성질환을 치료할 수 있을 뿐 아니라 여성호르몬의 분비를 도와 살도 빠지고 뼈도 튼튼해져 골다공증을 예방해 준다.

또한 약 기운이 섞여 있는 뜨거운 김이나 연기는 강한 살균력을 지니고 있어 환부(患部)나 여성기관에 직접 영향을 미쳐 세균에 의한 질염으로 생기는 가려움증과 냉대하, 물혹 등을 치료한다. 생리통과 하복통, 요통, 신경통, 치질 등에도 효과가 있으며, 전신을 따뜻하게 하여 혈액순환을 촉진하고 노폐물의 배출을 촉진하므로 피부를 윤택하게 한다.

한의학이론에 "병재상즉치재하"라는 말이 있다. 이것은 병이 인체의 상부에 생기면 반듯이 그 아래쪽을 치료하라는 말인데, 예를 들어 얼굴에 생기는 여드름이나 뾰루지, 기미 등의 원인이 자궁의 문제일 수 있다는 뜻이다. 실제로 얼굴에 발생하는 피부질환은 물론 대부분의 여성질환은 생식기관과 연관되어 있고, 특히 자궁이 위치하고 있는 하복부의 냉기(冷氣)와 깊은 관련이 있다.

따라서 좌훈은 질병이 없더라도 여성에게는 매우 필수적인 건강 유지법이라고 할 수 있고, 질병을 앓고 있는 여성은 무엇보다 우선적으로 실천해야 할 치료법이라 하겠다.

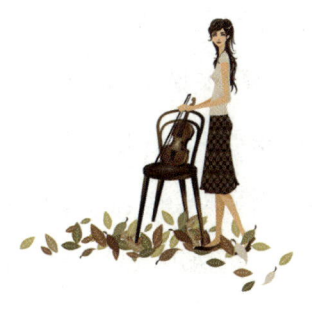

좌훈의 문헌적 고찰

좌훈의 역사는 매우 오래 되었으므로 표현과 형태는 다르지만 여러 한의학 고전(古典)에 여기저기 기록되어 있다. 아래에는 좌훈이 언급되어 있는 한의학 고전의 대한 대략적인 설명과 좌훈이 어떻게 표현되어 있는지를 보여준다.

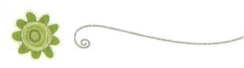 황제내경(黃帝內徑)

황제내경은 의학오경(醫學五經)의 하나이다. 중국 신화의 인물인 황제와 그의 신하이며 천하의 명의인 기백(岐伯)과의 의술에 관한 토론을 기록한 것이라고 하나 사실은 진한(秦漢)시대에 황제의 이름에 가탁(假託)하여 저작한 것으로 보인다.

이 책은 원래 18권으로 전반 9권은 소문(素問), 후반 9권은 영추(靈樞)로 구분된다. 소문은 천인합일설(天人合一說), 음양오행설(陰陽五行說) 등 자연학에 입각한 병리학설을 주로 하고 실제치료에 대한 기록은 적다. 영추는 침구(鍼灸)와 도인(導引) 등 물리요법을 상술하고 있으며, 약물요법에 대하여는 별로 언급이 없다.

현존하는 내경으로는 당(唐)나라의 왕빙(王氷)이 주석(注釋)을 가한 24권본이 있으며, 이보다 앞서 수(隋)나라의 양상선(楊上善)이 편집한 《황제내경태소(黃帝內經太素)》 30권이 있었으나 소실되고 전해지지 않는다.

황제내경에는 좌훈이라는 말은 없으나 훈법의 일종인 훈증(薰蒸)에 대한 기록이 있어, 당시에 질병치료의 수단으로 훈증을 사용했음을 알 수 있다. 황제내경이 한의학 최고의 경전인 것을 인정한다면 좌훈의 역사도 그만큼 오래 되었고 근거가 확실한 자연요법임을 알 수 있다.

동의보감(東醫寶鑑)

동의보감은 1596년(선조29년) 왕명에 의해 내의원(內醫院)에 편찬국을 두고 허준, 양예수(楊禮壽), 이명원(李命源), 정작(鄭碏), 김응탁(金應鐸), 정예남(鄭禮男) 등이 한(漢)나라 때에 체계화를 이룬 한의학을 중심으로 동방의학의 총집성과 더불어 민족의학을 정립시키는 것을 목적으로 편찬을 시작하였다.

그러나 1년 후 정유재란(丁酉再亂)으로 일시 중단되는 곡절이 있었지만, 허준만은 자신의 일생 사업으로 추진할 것을 결심하고 14년 후인 1610년(광해군2년) 8월 6일 마침내 25권이라는 방대한 의서가 완성되었고, 《동의보감》이라 이름하여 1613년 11월에 개

주갑인자로 인쇄, 간행되었다.

　허준의 동의보감은 실사구시(實事求是)의 실증적 학구의 자세와 명민한 관찰력, 그리고 고전에 대한 해박한 학식을 토대로, 풍부한 임상경험을 살려 기본학리가 임상에 직결되기까지 일관하여 보다 체계적이고 실용적인 의술의 구체화를 이룩하였다는 평을 받고 있어 우리나라 최고의 의서라고 할만하다.

　동의보감에 "소연훈지(燒烟薰之)"이라는 말이 있는데, 이는 당시에 훈법을 하나의 치료법으로 사용했음을 알게 한다. 특히 약재를 태워 거기에서 나오는 연기를 이용했음을 알 수 있다. 이는 동의보감이 출간되었을 당시 이전에도 훈법이 중요한 치료법 중에 하나로 인식되었다는 증거이다.

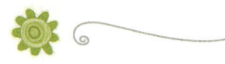 경악전서(景岳全書)

　경악전서는 1624년 명나라의 명의이자 의학 이론가인 장개빈(張介賓)이 지은 책이다.

　경악전서는 중국의학 이론과 임상에서 지도성과 실용성을 인정받은 의서로, 의론(醫論), 진단(診斷), 본초(本草), 방제(方劑), 임상각과(臨床各科) 등을 포괄하고 있다. 음양, 표리, 허실, 한열, 기미 등 중국의학 이론상의 문제를 다룬 전충록(傳忠錄), 맥법과 맥의의 정화를 논

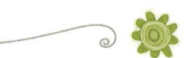

술한 맥신장(脈神章), 상한온병의 전변과 치료를 다룬 상한전(傷寒典), 내과 잡병과 눈, 귀, 코, 인후, 치아 등의 질병을 다룬 잡증모(雜證謨), 부인병을 다룬 부인규(婦人規) 등 15종 64권으로 되어 있다.

경악전서에는 훈법의 일종으로 "증울법(蒸慰法)"이 기록되어 있다. 이는 약재를 끓여서 거기에서 나오는 김과 열기를 이용한 치료법으로 볼 수 있다.

금궤요략(金櫃要略)

금궤요략은 중국 한(漢)나라 말 내과(內科)의 잡병에 대한 치료법을 논한 의서(醫書)로 장중경(張仲景)이 지었다고 전해진다. 주로 고대의 내과(內科) 잡병(비전염성의 내과·외과·소아·부인과)의 증후와 치료법을 기술했다.

금궤요략에서는 병을 고정적, 분류적으로 취급하고, 증후군으로 질병의 형태를 분류했고, 각 병에 대해 구체적 치료법을 기술했으며, 주로 오행을 통일원칙으로 하여 정리했다.

금궤요략에서도 훈법을 다양하게 표현하고 있는데, "외음세척(外陰洗滌), 음중납약(陰中納藥), 항문도입(肛門導入)" 등이 그것이다.

좌훈과 관련된 이야기

예로부터 우리 신조들은 냉대하증이 있거나 아이를 낳은 뒤에는 지금의 좌욕처럼 요강단지에 쑥이나 여러 한약재를 넣고 팔팔 끓는 물을 부어서 그 김을 쏘였다. 70~80년대까지만 해도 남에게 이야기하지 못하는 속병이 있을 때 우리의 어머니들은 좌훈을 했었다고 한다.

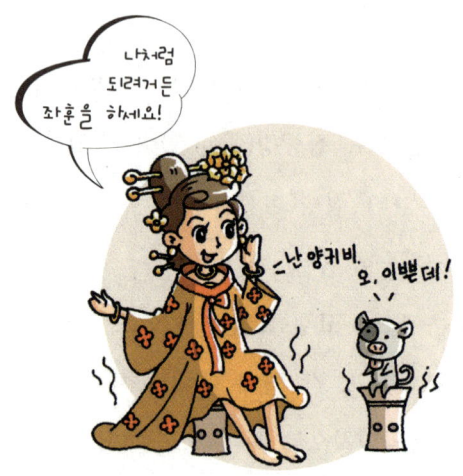

그러나 물을 끓여서 하는 좌훈은 번거로울 뿐 아니라 손쉽게 할 수 있는 기구가 없다는 점 때문에 점점 우리 곁에서 멀어져 갔다. 그러던 중 몇 해 전에 모 방송사에서 방영한 "장희빈"이라는 드라

마에서 장희빈이 임금의 총애를 받고 아들을 낳기 위하여 좌훈하는 모습을 보여주었고, 모 방송인이 좌훈을 통해 체중을 감량했다는 사실이 발표되면서 다시 주목을 받게 되었다.

좌훈에 관한 이야기를 하면서 양귀비를 빼놓을 수 없다. 양귀비는 좌훈으로 성감을 높이고 피부를 아름답게 했다는 말이 있고, 아름다운 몸매를 가질 수 있었던 비결이 좌훈이었다는 말도 전해진다. 또한 중국 황실에서는 황후비빈과 궁녀들이 좌훈을 일상적인 미용방법으로 이용했다고 한다.

이처럼 좌훈은 예나 지금이나 훌륭한 건강법이며 미용법이라고 할 수 있다. 이러한 좌훈의 효과 덕분에 요즘에는 좌훈방이 곳곳에 생기는 것을 볼 수 있는데, 이는 매우 다행스러운 일이지만 한 순간 지나가는 유행이 되지 않기 위해서는 좌훈에 대한 체계적인 연구가 필요하다고 하겠다.

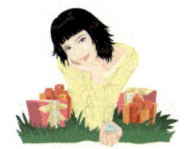

좌훈과 회음혈

좌훈을 할 때 발생하는 열기(熱氣)로 인해 몸 전체적으로 혈액순환이 증가하면서 냉기가 없어지게 되는데, 좌훈을 할 때 직접적으로 영향을 받는 곳이 회음혈 부위이므로 회음혈에 대한 이해가 필요할 듯하다.

회음혈은 인체의 뿌리이며 생명의 문이라고 할 만큼 중요한 혈자리로 남자의 경우 음낭과 항문의 중간이 회음혈이고, 여자는 항문과 대음순의 중간이 회음혈이다. 회음은 음(陰)과 양(陽)의 시작과 끝이 모인 혈(穴)로서 인체에서 가장 중요한 곳이며, 옛부터 좀 과장된 말이지만 죽은 사람도 살릴 수 있는 혈로 알려져 있는데 그만큼 중요한 혈자리이다.

회음혈은 인체를 도는 임맥과 독맥, 그리고 충맥이 시작되는 곳이기도 하다. 독맥은 등쪽 척추를 따라 상행하여 머리를 지나 윗잇몸의 은교혈에서 임맥과 만난다. 임맥은 회음혈에서 시작하여 복부의 정중선을 따라 상행하고, 충맥은 회음혈에서 시작하여 복부의 기충혈로 나와 족소음신경에 합하고 상행하여 입술 주변을 에워싼다.

독맥의 주요기능은 전신의 모든 양기(陽氣)를 통솔 감독하며, 임맥은 사람의 모든 음기(陰氣)를 총괄적으로 조절하고 여성의 임신을 주관한다. 충맥은 정혈(精血)을 함축하여 모든 조직에 공급하는 역할을 함으로써 생양(生養)의 역할을 한다.

회음혈은 이처럼 중요한 혈자리임에도 불구하고 위치상 침이나 뜸을 뜨기 쉽지 않다는 단점이 있었는데, 좌훈을 활용하면 이러한 걱정은 하지 않아도 된다.

좌훈을 통해 회음혈을 강하게 자극해 주면 인체 하부의 병변뿐만 아니라 인체 모든 조직의 생양과 음양의 균형을 조절할 수 있게 되므로 냉기를 제거할 수 있을 뿐 아니라 면역력을 증강시켜 건강을 지킬 수 있다. 따라서 질병이 있는 사람뿐 아니라 평소 건강한 사람이라도 주기적으로 좌훈을 하게 되면 감기를 비롯한 각종 질환을 예방할 수 있고 수명을 연장할 수 있다.

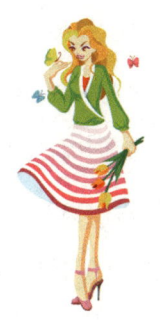

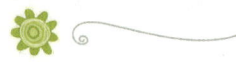

좌훈의 효과

1) 살균효과(몸속을 깨끗하게 소독한다.)

좌훈요법은 강한 살균력을 발휘한다. 좌훈을 할 때 사용하는 약재에서 살균력의 효능을 얻을 수 있을 뿐 아니라, 좌훈을 할 때 발생하는 강한 열기와 김이 살균효과를 나타낸다.

이러한 살균효과는 여성의 성기주변에 영향을 주어 질염으로 인한 음부소양증이나 냉대하를 개선할 수 있고, 각종 성병 및 감염 예방에도 효과가 있다.

2) 진통효과(하복부의 통증을 없애준다.)

좌훈요법은 하복부의 혈액순환을 촉진시켜 생리통 및 하복통, 요통, 신경통에 효과적이다.

동의보감에 나오는 말 중에서 '불통즉통 통즉불통(不通卽痛 通卽不痛)'이라는 말이 있다. 이는 '통하지 않으면 아프고 통하면 아프지 않다.'는 뜻이다. 즉 냉기로 인해 혈액순환이 잘 되지 않아 혈액이 정체되면 통증이 발생할 수 있다는 뜻이다.

생리통을 포함한 여성 통증의 원인은 하복부의 혈액순환에 문제가 있다는 신호이다. 특히 손발이나 아랫배가 차가운 사람은 대체로 여기에 해당한다. 이 경우 좌훈을 하면 하복부의 혈액순환이 원활해져 생리통 및 하복통, 요통, 신경통 등에 효과를 볼 수 있다.

3) 소염효과(염증을 없애준다.)

좌훈요법은 염증을 가라앉히는 작용이 있어 항문질환(치질), 전립선염, 전립선비대증 등에 효과적이다.

염증이 발생하는 이유를 여러 각도에서 설명할 수 있겠지만, 대체로 해당 부위의 기능이 떨어졌을 때 발생한다고 볼 수 있다. 따라서 어떤 방법을 사용하든지 약해진 기능을 되살려주면 염증반응이 없어질 수 있다. 특히 치질은 직장정맥총에 혈액이 울체되어 있는 것이므로 좌훈을 통해 혈액순환을 활발하게 하면서 저하된 기능을 되살려 주면 회복될 수 있다.

4) 지방제거효과(똥배의 고민을 풀어준다.)

좌훈을 하면 자궁, 난소 등 여성기관 주위의 혈액, 림프 등의 순환이 원활하게 되어 몸 안에 축적된 노폐물과 지방질을 말끔히 빼낼 수 있을 뿐만 아니라, 특히 자궁과 난소의 기능을 강화시켜 호

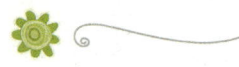

르몬 분비가 원활하게 이루어지도록 유도하고, 또한 뱃속에서 나와야 할 대변, 즉 아랫배에 남아있는 숙변을 제거함으로써 변비가 자연스럽게 해소되고 뱃살이 부들부들해지면서 자연스럽게 들어가 하복부 뱃살 다이어트에 효과적이다.

또한, 특기할 만한 것은 좌훈을 통한 살빼기는 근육이나 수분이 아닌 체지방만이 쏙 빠져나가므로 몸속이 개운해지며 요요현상 없이 살을 뺄 수 있는 장점이 있다는 점이다.

5) 수축효과(산후관리에 효과적이고 성감을 높여준다.)

좌훈요법을 산후에 사용하면 출산으로 인해 이완된 자궁 및 질 수축에 효과적이다. 또 좌훈의 강한 김을 쏘이게 되면 질과 자궁이 자연스럽게 수축되면서 성불만까지도 해소시켜 줄 수 있다. 단, 산후의 좌훈치료는 오로(출산 후에 나오는 피가 섞인 분비물)가 완전히 멈춘 후에 해야 한다. 산후의 좌훈 치료는 오로가 멈춰가는 시기인 산후 3주일 후쯤이 적당하다.

중국 황실에서는 좌훈으로 여성의 질을 강하게 수축시킴으로 남성들의 성감과 쾌감을 증대시키는 가장 좋은 방법으로 사용하였다. 뿐만 아니라 여성들의 늘어진 질을 강하게 수축함으로 여성 성불만과 성감을 촉진시키는 방법으로 사용되었다.

6) 미용효과(피부를 곱게 가꾸어준다.)

여성의 건강을 나타내주는 중요한 지표는 자궁의 건강이다. 평소 건강하던 생리에 이상이 생길 경우 즉, 생리통이 있거나 생리량이 많아지고 기간이 길어지는 등의 생리불순이 나타나는 것은 자궁건강에 이상이 있다는 신호이다.

이러한 생리문제는 크게 어혈로 원인을 잡을 수 있으며 이로 인해서 피부에도 영향을 주게 되는데, 좌훈을 해서 자궁기능을 회복시키면 피부가 맑고 고와진다. 따라서 기미나 주근깨, 여드름, 뾰루지 등이 생기는 사람에게는 반드시 좌훈이 필요하다.

7) 영양효과 및 부활효과

좌훈에 사용되는 각종 약초는 인체의 백혈구를 증강시켜 주는 성분이 있어 환부 및 피부질환의 세포 재생효과가 높고 인체세포의 신진대사에 필요한 영양을 공급하는 효과가 있다. 따라서 오래된 상처나 수술자국이 얕아지는 효과가 나타나기도 한다.

좌훈에 쓰이는 약재

1) 애엽(艾葉;약쑥)

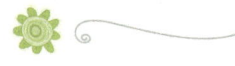

애엽은 주위에서 흔히 볼 수 있는 약쑥이다. 쑥을 뜻하는 애(艾)는 질병을 벨 수 있다는 뜻으로 벤다는 뜻을 지닌 예(乂)자와 연관이 있다.

애엽은 뜸의 주요 재료가 되어 모든 병을 치료하므로 구초(灸草)라고 부르기도 하였는데, 한방에서는 뜸의 재료 외에 복용하는 탕약에도 많이 사용하는 약재이다.

애엽은 지혈작용이 있어 한방에서는 지혈제로 분류하고 있다. 약리학적으로도 혈액응고 시간을 단축시키는 효과가 인정되고 있다. 이러한 작용 때문에 자궁과 하복부가 허약하고 차서 생기는 자궁출혈, 임신중 출혈, 토혈, 코피, 각혈 등에 사용한다. 또한 하초(下焦)가 허약하고 차며 복부에 냉감과 동통이 있는 증상 및 생리불순, 생리통, 대하(帶下) 등에 사용하며 습진이나 피부가려움증에도 효과가 있다.

애엽을 좌훈에 사용할 때는 지혈작용보다는 살균작용이나 온열

작용, 혈액순환 촉진작용을 얻기 위함이다. 쑥에는 강력한 살균작용을 나타내는 성분이 많이 들어있고, 그 성질이 따뜻하기 때문에 특히 몸이 찬 사람의 하복통, 생리불순, 생리통, 하혈 등에 많이 사용한다.

2) 진피(陳皮; 귤껍질)

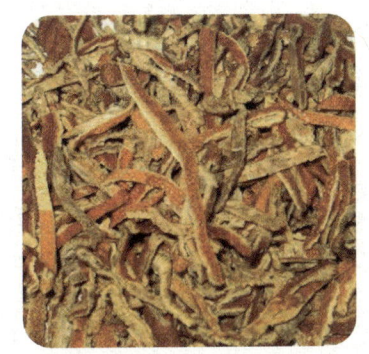

한방에서는 귤껍질을 말려 오래 묵인 것을 진피라고 한다. 귤껍질은 정신적 스트레스를 해소하기도 하고 구연산이 들어 있어서 피로 회복이나 신진대사를 아주 활발하게 해 주기도 하고 콜레스테롤을 씻어내고 동맥경화를 예방해 주며 혈압을 안정시키는 작용도 굉장히 크다. 귤껍질을 불에 태워보면 파란 불꽃이 튀는 것을 볼 수 있는데, 이는 테레빈유라는 물질이 들어 있기 때문이다. 이것이 콜레스테롤을 제거하고 동맥경화를 예방하는 성분이다.

귤껍질을 좌훈제로 사용하는 이유는 귤껍질에 헤스페리딘이라는 성분이 들어 있어 혈관벽을 튼튼하게 해주기 때문이다. 혈관벽이 튼튼해지면 출혈을 예방할 뿐 아니라 간접적으로 혈액순환도 촉진되므로 자궁이나 질에 장애가 있을 때도 도움이 되고, 피부를 곱게 해주기 때문에 여성에게 매우 유용하다.

3) 지각(枳殼; 탱자껍질)

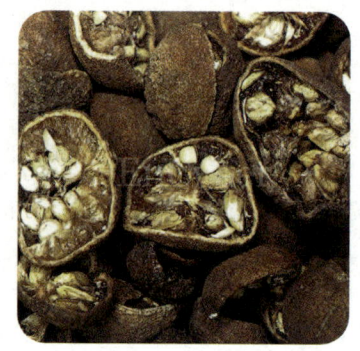

지각은 탱자나무 열매의 껍질이다. 한방적 효능으로는 기(氣)의 흐름을 좋게 하는 작용이 있고, 소화불량, 가슴답답함, 설사, 변비 등에 사용하고 있다. 보약(補藥)에 지각을 넣어서 먹으면 소화불량을 예방할 수 있고, 학생이나 여성들에서 장의 긴장으로 생기는 변비에 차처럼 마셔도 효과를 볼 수 있다.

지각이 여성에게 좋은 이유는 자궁흥분 작용이 있어 자궁수축과 장력을 증가시키고 수축 리듬을 더욱 강하게 하는 효능이 있기 때문이다. 따라서 지각을 탕액으로 복용하거나 좌훈을 하면 자궁의 기능을 높이는 결과를 가져올 수 있다.

4) 측백엽(側柏葉; 측백나무의 잎)

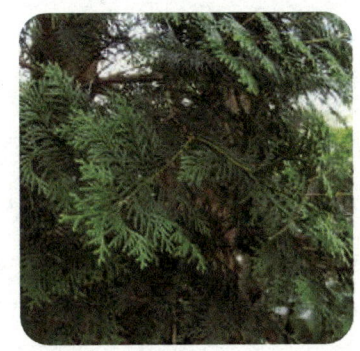

측백이란 옆으로 서있다는 뜻으로 모든 나무들이 태양을 향해 있는데 측백(側柏)만 홀로 서쪽을 향하고 있었다고 한다. 또한 절개를 지니고 있는 나무에는 백(白)이라는 글자를 쓰는 관행에 따라 측백(側柏)이란 이름을 쓰게 되었다고 한다.

일설에는 백(柏)에는 여러 종류가 있는데 약에 넣는 것은 오직 잎이 한쪽으로만 자란 것을 사용하기 때문에 측백(側柏)이라 하였다는 말도 있다.

한방에서는 측백엽을 지혈제(止血劑)로 분류하고 있으며, 코피, 토혈, 변혈, 소변출혈, 자궁출혈 등 각종 출혈에 사용하고 있다. 실험적으로 항균작용이 입증되어 각종 피부질환에 응용하기도 하는데, 좌훈제로 사용하는 것도 이러한 작용 때문이다.

5) 상엽(桑葉; 뽕나무의 잎)

뽕나무를 뜻하는 상(桑)은 동방의 성스러운 신목을 뜻하는 약(叒)과 나무 목(木)을 합친 글자이다. 상엽은 발열, 두통, 안구충혈, 해수, 갈증, 피부 두드러기 등에 효과가 있다.

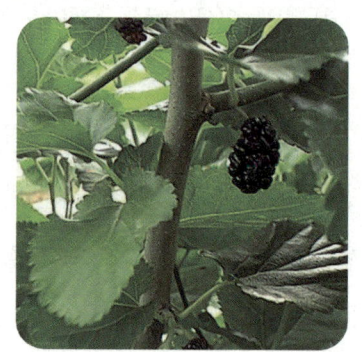

6) 포공영(蒲公英)

민들레를 통째로 말린 것이 포공영이다. 포공영은 꽃이 금비녀의 머리처럼 생겨서 금잠초(金簪草)라고도 하고, 줄기가 하나만 있는 것이 정(丁)같이 생겼기 때문에 지정(地丁)이라고도 한다.

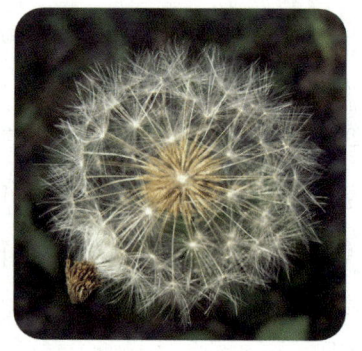

옛날 어느 부잣집에 딸이 있었는데 가슴에 종양이 생겼으나 젖가슴을 의원에게 보일 수 없어 전전긍긍하고 있던 차에 어미로부터 외간 남자를 사귀어서 그렇게 된 것이라는 야단을 듣고 너무 상심하여 물에 뛰어 들게 된다. 마침 그곳에서 고기잡이를 하던

어부와 딸이 그 여자를 살려내 옷을 갈아입히려다 가슴의 종양을 보고 산에 올라 약초를 뜯어 먹이니 낫게 되었다. 그래서 이 약초의 이름을 어부의 딸의 이름인 포공영(蒲公英)으로 지었다고 한다.

포공영은 열독(熱毒)을 내리고 종기(腫氣)를 삭히는 약으로 종창, 유방염, 인후염, 옹종(맹장염, 폐농양, 복막염)에 쓰고 안구충혈, 급성간염, 황달, 열(熱)로 인해 소변을 보지 못하는 증상에 사용한다. 약리작용으로 억균작용, 면역기능강화, 담즙분비작용, 간기능보호작용, 이뇨작용 등이 있다.

포공영을 좌훈제로 사용하면 피부를 맑게 하고 여성의 자궁질환, 냉대하, 음부소양증, 방광염, 요도염 등에 효과를 볼 수 있다.

7) 익모초(益母草)

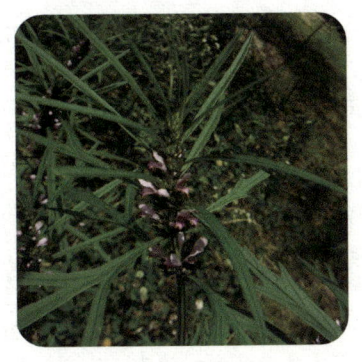

익모초는 말 그대로 '여성에게 좋은 풀'이라는 뜻이다. 한방에서는 익모초를 활혈거어제로 분류하고 있는데, 이는 혈액순환을 촉진하여 어혈을 없앤다는 뜻이다. 따라서 혈액순환이 불량한 여성의 생리통, 생리불순, 대하증, 불임, 수족냉증에 많이 사용된다.

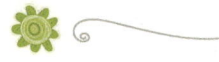

중국에서는 익모초의 농축액을 익모초고(益母草膏)라고 하는데, 혈압강하·이뇨·진정·진통 작용이 있다고 한다.

8) 사상자(蛇床子)

한방에서는 사상자를 보익약(補益藥)으로 분류한다. 즉 몸을 보강하는 효력이 있다는 의미이다. 그래서 예부터 사상자를 탕약으로 복용하여 남자들의 양기부족과 여자들의 자궁냉을 치료하였다. 반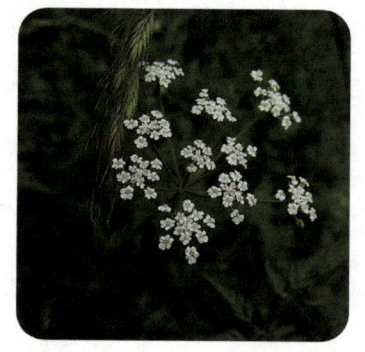
면 사상자를 외용(外用)하면 살충작용과 습기를 말리는 작용이 있다. 사상자를 좌훈에 사용할 때는 이와 같은 살충작용과 거습작용을 얻기 위함이다. 즉 여성의 질염으로 인한 냉대하나 음부소양증 등에 효력이 있다.

9) 천궁(川芎)

천궁은 방향성 식물이며 약재로는 뿌리줄기를 사용한다. 좀을 예방하기 위해 옷장에 넣어두는 것이 바로 천궁이다.

한방에서 천궁을 활혈거어제로 분류하고 있으며 혈액순환을 촉진하고 어혈을 제거하는 대표적인 약재라고 할 수 있다. 주로 사용하는 증상으로는 생리통, 생리불순, 두통, 흉통, 타박상, 수족저림 등이다.

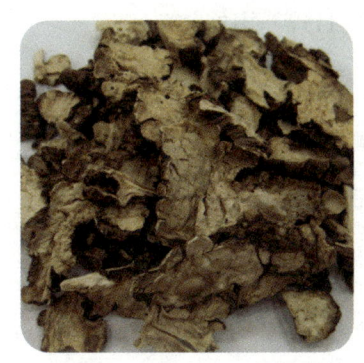

10) 고백반

백반을 가열하여 탈수시킨 것을 고백반이라고 한다. 고백반은 지혈제 또는 수렴제로 사용할 뿐 아니라 습기(濕氣)를 말리는 작용이 강하여 각종 습성(濕性) 피부질환에 효과가 있다. 고백반을 좌훈제로 사용하는 것도 여성의 음부에 습기를 제거하기 위함이다.

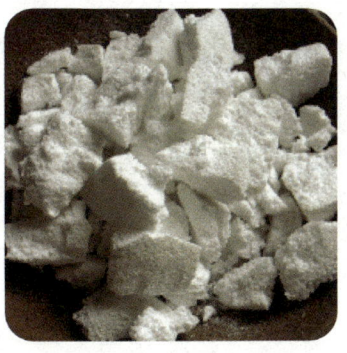

11) 괴화(槐花)

괴화는 회화나무의 꽃봉오리이며, 한방에서는 지혈제로 사용한다. 따라서 혈열로 인한 변비, 붕루 등을 멈추게 하고 간열로 인한 안구충혈, 장출혈, 자궁출혈, 코피, 혈변, 피를 토할 때 지혈약으로 사용한다. 또한 고혈압, 두통, 어지럼증, 동맥경화증, 중풍, 뇌일혈, 가슴이 답답한 증세에도 효과가 있다.

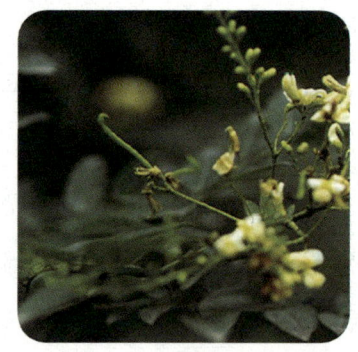

약리작용으로 지혈작용과 모세혈관의 투과성을 감소시키는 작용이 있어, 좌훈제로 사용하면 자궁과 질을 튼튼하게 하는 효과를 얻을 수 있고, 치질과 치루를 치료하는 데도 사용할 수 있다.

12) 숯

숯은 우리가 흔히 생각하듯 나무를 태운 것이 아니라 나무에 불기운을 가하여 나무의 기운을 농축시킨 것이라 볼 수 있다. <본초강목>에는 나무는 오래되면 썩지만 숯은 흙에 묻어 두어도 썩지 않고 집안에 숯을 묻어두면 해충이 침범하지 못한다고 했으며, 금속이나 광물성 약은 숯불에 삶고 쬐어서 독성을 제거해야 한다고 되어 있고 독성물질을 잘못 삼켰을 때도 급히 달군 숯가루를 먹여서 배설해야 한다고 했다.

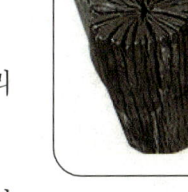

숯의 효능을 다음과 같이 정리할 수 있다.

① 방부 효과 – 유체도 썩지 않는다.
② 여과 효과 – 숯은 최고의 고성능 필터이다.
③ 습도조절 효과 – 숯은 습기를 제거하고 곰팡이 등의 서식을 막아준다.
④ 음이온 발생 효과 – 참숯을 실내에 놓아둔 곳에 들어가면 공기가 상쾌하고 신선하여 자연히 몸에 안락감이 드는 것을 느낄 것이다. 이것은 숯이 양이온을 흡착하고 음이온을 증가시켜 주기 때문이다.
⑤ 유해전자파, 방사선<라돈> 차단 효과 – 실내 공간에 방출된 전자파는 숯의 내부로 흡수되어 전자파가 소멸된다.
⑥ 원적외선 온열효과(溫熱效果) – 원적외선은 물질을 따뜻하게 하는 힘을 강하게 방사한다. 이 방사선은 유기물질에 침투력이 강하여 물질의 심지까지 침투되기 때문에 사람의 신체에

도 침투하기 쉬워 원적외선을 받게 되면 신체가 따뜻해지는 것이다.

⑦ 냄새제거 효과 - 숯은 냄새 제거제로 옛날부터 사용되어 왔다.
⑧ 질병의 치료적 효과 - 숯은 다공질로 되어 있어 우수한 흡착력을 갖고 있다. 이 흡착력 때문에 약용으로, 치료적 효과로 활용된다. 옛부터 설사, 소화불량, 이질, 장염 등이 생겼을 때 숯가루를 약으로 복용해 왔다. 숯은 의학적으로 진통효과, 해열효과, 해독효과, 공해물질의 제거, 농약성분의 제거 효과 등이 있다는 것이 많은 실험과 임상결과로 밝혀졌다.

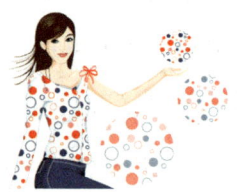

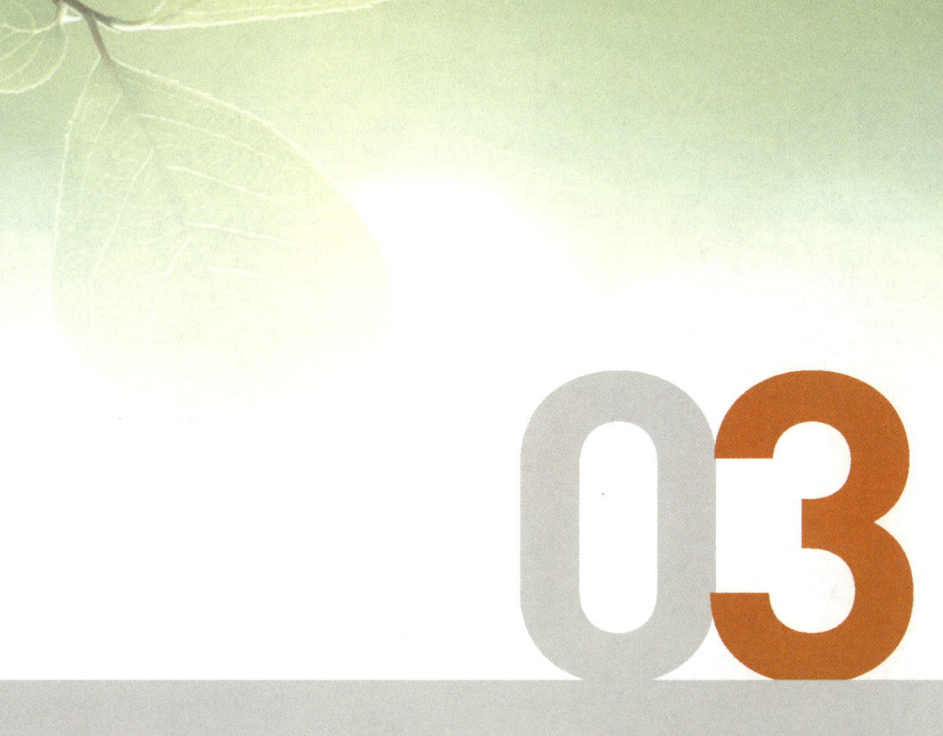

03

좌훈으로 개선되는 질환

여자를 살리는
좌훈요법

냉증(冷症)

"손발이 너무 차가워요"

"발끝이 시려 잠을 이룰 수 없어요"

"무릎과 허리가 시린 지 오래 되었지요"

"추위에 못 견디겠어요"

"잠을 자다가도 추워서 잠을 깨게 돼요"

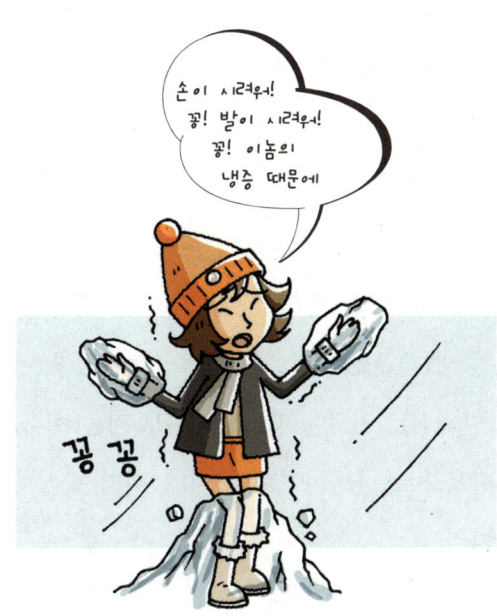

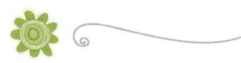

　이상은 모두 냉증(冷症)의 전형적인 증상들이다. 냉증을 일으키고 있는 장애나 병의 대부분은 마음과 습관의 문제가 크게 영향을 미치는데, 똑같은 정도의 추위를 다른 사람보다 과민하게 느끼므로 행동이 소극적으로 되어 운동부족이나 식욕부진 등의 건강에 좋지 않은 습관을 만들어내게 된다. 그 결과 영양부족, 빈혈, 저혈압, 자율신경실조증 등이 되어 냉증을 야기하게 된다.
　생리, 임신, 출산 등으로 혈액을 잃어 여성은 빈혈이 되기 쉽고 이것이 냉증의 원인이 되기도 한다. 또한 편식, 영양부족, 운동부족과 과중한 스트레스, 신경과민, 히스테리 등에 의해서도 추위에 대한 저항력을 잃는 경우도 있으며, 빈혈이나 허약 등 약한 체질을 타고났기 때문에 생기는 수도 있다.
　냉증은 다른 증상과 함께 나타나는 경우가 많으며 원인에 따라 형태는 여러 가지로 변한다. 냉증과 함께 나타날 수 있는 증상은 피로감, 야뇨, 빈뇨, 타액분비증가, 소양감, 입마름, 발한, 관절통, 견통, 요통, 두통, 두중감(頭重感), 귀울림, 불면, 어지럼증, 정충(가슴이 울렁거리고 불안해짐), 지각둔마(知覺鈍麻), 저림(痺感) 등이 있다. 이런 증상은 단독으로 나타나기도 하지만 여러 증상이 같이 나타나는 경우가 많다.
　냉증이 아주 심한 상태가 되면 허리·다리 등에 터널이 뚫려서 그 속으로 찬바람이 들어오는 것 같은 착각을 일으키는 사람도 있고, 몸의 하반신이나 좌우측 어느 한편이 몹시 시리고 다른 쪽은 열감을 느끼는 사람도 있다.

다리와 허리뿐 아니라 손이나 발끝까지 차가워지는 사람도 있는데 이런 수족냉증은 전신의 체온유지를 위한 열에너지가 혈류(血流)를 타고 손끝과 발끝까지 제대로 도달하지 못하기 때문으로 남보다 피로를 쉬 느끼고 인체의 저항력은 약화되어 추운 날씨에는 동상에 걸리기 쉬운 상태에 놓인다.

어찌되었든 냉증은 말초혈관이 수축하여 혈류가 적어지기 때문에 일어나는 것이니 이 현상이 왜 일어나는가에 따라 알맞은 치료법으로 대응해 나가야 된다.

1) 냉증의 원인(양방적)

자율신경계통의 실조에 의해 발생하나 기본적으로는 냉증은 체온을 조정하는 기능의 이상이라고 생각해도 좋을 것이다. 우리 몸에는 열을 발산하여 체온을 조정하는 자연 냉각기가 갖추어져 있다. 이것은 혈액을 말하며 체온이 올라가면 몸의 표면을 흐르는 혈액의 양이 증가하여 열을 밖으로 발산시키고 추워지면 몸에 혈액이 모여 밖으로 열이 도망치지 못하게 한다. 이런 혈액 작용을 조정하는 자율신경이 그 어떤 원인으로 흐트러지면 냉증이라는 식으로 나타나는 것이다.

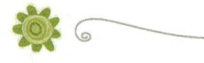

2) 냉증의 원인(한방적)

자연계의 육음(六淫) 중 특히 몸을 따뜻하게 해야 하는 여성의 경우에는 한(寒)의 폐해가 두드러진다. 한(寒)을 음양(陰陽)으로 나누면 음사(陰邪)이므로 한에 의해서 양기(陽氣)가 손상을 받을 수 있다.

인체의 양기(陽氣)가 모자라면 한사(寒邪)가 인체에 쉽게 침범해서 양기를 더욱 손상시키고 이렇게 양기가 손상되면 오한, 발열, 두통, 골절통, 복통, 설사 등이 심해진다.

또한 비위장이 쇠약하거나 방로로 신(腎)의 양기가 떨어지면 인체가 제기능을 발휘하지 못하여 복통과 구역감이 생기고 대변이 묽어지며 부쩍 추위를 타고 팔다리가 차가워진다.

국소적인 냉증의 원인으로는 비양허, 신양허, 습담, 어혈, 기허, 혈허 등을 들 수 있고, 전신적인 냉증의 원인으로는 잦은 감기, 빈혈, 저혈압, 정신적 긴장 등 주로 체질적인 요인이 많다.

3) 냉증으로 인해 발생할 수 있는 증상과 질환
① 손발이 차다.
② 발끝이 시려서 잠을 이룰 수 없다.
③ 무릎이나 허리가 시리다.

④ 배가 차다.

⑤ 몸에서 찬바람이 나온다.

⑥ 한쪽 팔다리는 얼음장 같은데 한쪽에서는 땀이 난다.

⑦ 아랫도리는 시려서 빠질 것 같은데 얼굴은 화끈댄다(上熱下寒).

⑧ 자궁이 시리고 바람이 난다.

⑨ 전신의 뼈마디가 시리고 쑤시면서 바람이 난다.

4) 이런 사람에게 생긴다.

① 산후조리를 적절하게 하지 못한 경우

② 유산을 많이 한 사람

③ 유산 이후에 조리를 못한 경우

④ 갱년기에 접어든 여성

⑤ 냉방시설이 잘 되어 있는 곳에서 근무하는 사람

⑥ 만성 질환을 앓고 있는 사람

⑦ 스트레스를 많이 받는 사람

⑧ 체질적으로는 소음인

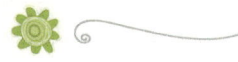

5) 냉증의 좌훈요법

냉증이 있을 때는 몸을 따뜻하게 하는 여러 가지 방법을 사용할 수 있다. 그 중에서 가장 효과가 좋은 방법이 좌훈이다. 특히 여성의 하복부에 위치하고 있는 생식기에 문제가 발생했을 때는 반드시 좌훈을 해야 한다.

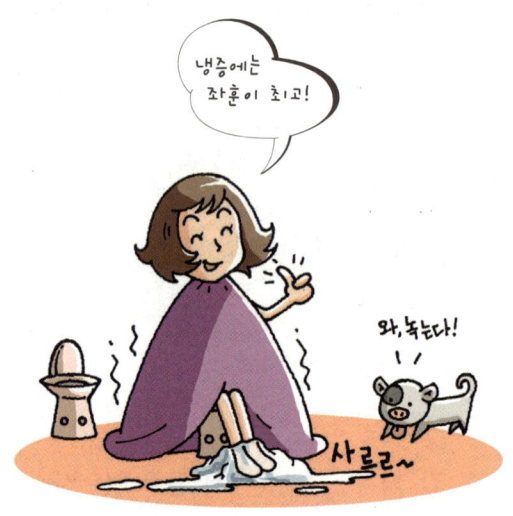

냉증을 겪어 본 사람들은 알겠지만 쉽게 좋아지는 않는 경우가 대부분이다. 더구나 어릴 적부터 몸이 냉했던 사람들은 어떤 방법을 사용해도 별 효과를 보지 못하는 경우가 많다. 그러나 좌훈을 하게 되면 빠른 시간 안에 몸이 따뜻해지는 것을 느낄 것이며, 주기적으로 좌훈을 할 경우 몸이 가벼워지고 냉증으로 인한 여러 가지 증상들이 사라지는 것을 알 수 있다.

냉증이 있는 사람이 좌훈을 할 때 처음 일주일은 날마다 하는 것이 좋다. 이렇게 하면 하루 이틀만 하더라도 몸이 따뜻해지는 것을 느낄 수 있다. 그리고 일주일 이후로는 이틀에 한번 정도로 줄여서 한다.

사람에 따라, 정도에 따라 차이가 나지만 좌훈을 꾸준하게 1개월이나 2개월 정도 하면 냉증에서 해방될 수 있으며, 냉증을 치료하는 한약을 함께 복용하면 더 큰 효과를 얻을 수 있다.

**냉증의 명약(名藥) 좌훈!
냉증이 있을 때 가장 먼저 좌훈을 하라!**

6) 냉증을 예방하는 생활
① 과도한 신체적 무리나 스트레스를 피한다.
② 항상 일정한 시간에 식사를 하고 식사량을 지키며 따뜻한 음식을 먹는 것이 좋다.
③ 에너지대사율이 높은 단백질 섭취를 충분히 하고 비타민과 무기질이 많은 식품을 섭취한다.

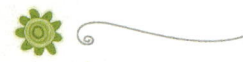

④ 철분과 비타민F가 많이 들어있는 콩류, 마늘, 우유, 찹쌀 등을 먹는다.
⑤ 냉증에 효과가 있는 좌훈요법, 족탕, 반신욕, 적절한 운동 등을 한다.

7) 냉증에 좋은 음식

냉증을 예방하고 치료하기 위해서는 따뜻한 기운을 돌게 하는 음식을 꾸준히 먹는 것이 중요하다. 찹쌀, 콩, 검은깨, 미꾸라지, 마늘, 생강 같은 음식을 늘 먹는 것이 좋다. 반면 냉면, 생맥주, 보리밥, 돼지고기, 밀가루 등은 몸을 차갑게 하는 대표적인 식품이므로 피한다.

- 찹쌀: 열이 많은 식품으로 식욕부진이나 소화불량에도 효과적이다. 밥을 할 때 쌀과 함께 적정량의 찹쌀을 섞어 혼식한다.

- 콩: 단백질이 40%나 들어 있어 값싸고 질 좋은 단백질 공급원이다. 식이섬유가 많아 변비 예방에도 효과적이며, 또한 콜레스테롤이 없는 것이 특징이다. 밥을 할 때 섞어 먹고, 콩자반 등 밑반찬을 만들어 꾸준히 먹으면 좋다.

🌼 마늘: 신경계통을 자극해 혈액순환이 왕성해지므로 마늘을 먹게 되면 몸이 따뜻해진다. 마늘을 가열해 먹으면 약효가 줄어들므로 꿀에 재워 6개월 정도 저장해 만드는 마늘꿀절임을 하루에 1~2쪽씩 계속 먹으면 냉증에 효과적이다.

🌼 생강: 성질이 따뜻하며 음식의 살균작용을 한다. 그뿐 아니라 노폐물을 없애주고 찬 기운으로 막힌 피부 표면을 소통시켜 건강을 유지시켜 준다. 또한 신진대사를 촉진해 몸속의 순환을 원활하게 한다. 각종 요리에 이용하고 손쉽게는 생강차를 끓여 마시는 것이 좋다.

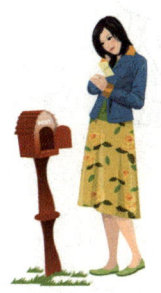

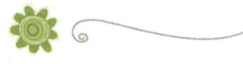

생리통(生理痛)

생리통은 생리를 하는 여성의 50%이상이 경험하는 가장 흔한 부인과 질환이다. 생리통을 겪는 대부분의 여성들은 그 정도가 약해 일상생활에 커다란 지장을 받지 않지만, 그 중 10~20%의 여성은 통증이 매우 심하여 직장이나 학교에 나가지 못할 정도이다.

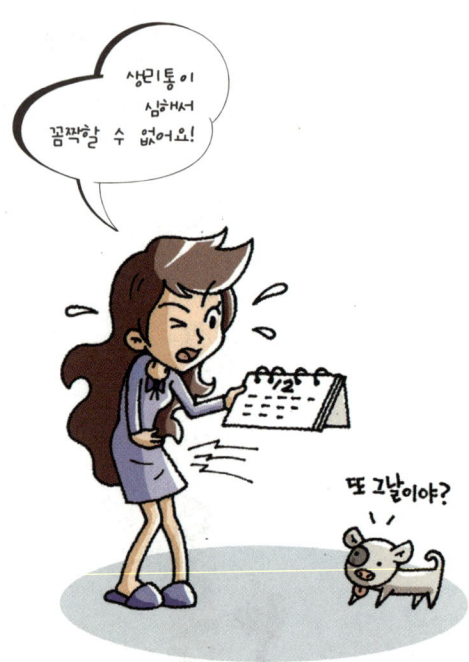

증상으로는 기본적으로 배꼽주위와 아랫배에 경련성 통증이 일어나는 것이며, 그 외에 구역질과 구토, 식욕감퇴, 두통과 무기력감을 호소하는 사람들도 있다.

1) 생리통의 원인
① 호르몬의 영향

자궁내막에서 분비되는 프로스타글란딘은 자궁근육 수축을 촉진시켜 생리혈을 밖으로 내보내는 일을 하는데 이 물질이 정상보다 많이 분비되면 자궁근육이 축소되어 국소 빈혈을 일으키고 그 결과로 통증이 온다.

② 몸이 차가운 경우

한방에서는 풍한(風寒)이라고도 하는데, 체질적으로 몸이 차거나 차가운 기운이 침입해 충분한 영양공급과 혈액순환이 제대로 되지 못하여 하복부와 손발이 냉할 때에 생리통이 유발된다. 이런 경우는 몸을 따뜻하게 해주는 치료가 필요하다.

③ 어혈이 뭉친 경우

몸에 어혈이 뭉친 경우 평소에도 허리가 자주 아프거나 생리를

할 때 덩어리가 함께 나오곤 한다. 이런 경우에는 점점 생리양이 많아지는 동시에 어혈이 덩어리로 나오면서 증상이 감소되는 경우도 있다. 그러나 반대로 생리 양이 적고 덩어리가 전혀 없는 경우 통증이 매우 심할 수도 있다.

④ 정신적 긴장

신경을 많이 쓰거나 스트레스가 심하면 몸의 혈액순환, 기(氣)의 순환이 잘 이루어지지 않아 생리통이 생긴다. 이를 한방에서는 기체(氣滯)라고도 하는데, 심리적 요인 등으로 간의 기운이 제대로 소통하지 못하여 혈액의 흐름을 방해하는 경우이다. 자궁으로 흐르는 기운이 많고 원활히 흐르면 생리통을 막을 수 있지만, 신경을 많이 쓰게 되면 자궁으로 기가 쉽게 흐르지 않아 생리통이 심해진다.

⑤ 기운이 없는 경우

몸에 기운이 없는 경우 자궁벽이 무너질 때 불순물들이 잘 배출되지 못하여 통증이 나타날 수 있다. 이런 경우 환자들은 밑이 아래로 빠지는 듯한 통증을 호소한다.

⑥ 신체적 결함

선천적으로 자궁이 뒤로 굽은 경우 생리통이 나타나기 쉽다. 혈액순환이나 기가 강해도 생리통이 생기는데 이런 경우 가장 좋은 치료방법은 운동과 스트레칭을 통해 자궁의 위치를 바로 잡아주는 것이다.

⑦ 원인 질환이 있는 경우

자궁근종, 자궁내막증, 자궁경관 협착증, 골반염, 처녀막 폐쇄, 선천적 자궁기형, 생리혈 역류, 성병, 호르몬 이상, 자궁내 피임장치 등이 원인이 된다.

⑧ 그 외에 급격한 체중 증가나 무리한 다이어트, 당뇨, 과로, 만성질환 등이 통증에 대한 민감도를 높여 생리통을 심하게 유발할 수 있다.

2) 생리통의 한방치료

한방에서는 기본적으로 생리통이 인체 내의 노폐물로 인해 혈액과 장부가 탁해져서 발생한다고 본다. 체내에 노폐물이 많으면 생리가 탁하고 온몸에 다양한 증상이 나타나면서 생리통이 유발된다.

치료는 자궁을 따뜻하게 보하고 자궁 내 혈액순환을 촉진시키며, 장기의 이상여부를 판단하여 원인치료를 하는 것이다. 원인에 따라 기체나 어혈을 풀거나, 몸을 따뜻하게 하여 찬기운을 몰아낸다. 특히 좌훈요법은 자궁을 따뜻하게 하는 치료법이므로 생리통에 매우 효과적이다.

3) 생리통의 좌훈요법

생리통이 있을 때 쉽게 구할 수 있는 진통제를 복용하는 것은 좋지 않다. 이는 통증의 원인을 없애는 것이 아니므로 진정한 치료라고 할 수 없기 때문이다.

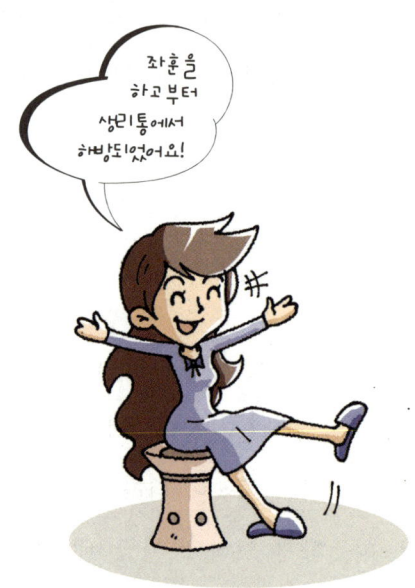

앞에서 생리통의 원인을 여러 가지로 나누었는데, 이러한 원인 모두 직간접적으로 냉기를 유발한다는 데에 주목해야 한다. 몸이 차가운 상태에서 발생하는 생리통은 몸안에 이미 냉기가 축적되어 있다는 직접적인 증거이다. 어혈로 인해 생리통이 발생하는 것도 냉기가 어혈을 유발했을 가능성이 높다. 이외에 호르몬의 불규칙, 정신적인 긴장 등 모두 냉기를 유발하여 생리통을 발생시킬 수 있으므로 생리통 치료에 있어서 냉기를 없애는 것이 무엇보다도 중요하다.

생리통이 있을 때 좌훈을 하면 냉기가 없어지기 때문에 근본적으로 치료가 된다. 이는 진통제를 복용하여 일시적으로 통증이 없어지는 것과는 차이가 있다. 일주일에 몇 차례 지속적으로 좌훈을 하면 하복부의 혈액순환이 좋아지고 몸 전체적으로 냉기가 없어져 자궁의 수축이 원활해지며 호르몬의 분비도 규칙적으로 이루어진다.

생리통을 조기에 치료하는 것은 매우 중요하다. 생리통이 발생한다는 것은 하복부의 순환이 원활하지 못하다는 증거이고, 이는 불임을 비롯한 여러 가지 자궁질환의 원인이 될 수 있기 때문이다. 따라서 여성이라면 누구나 가지고 있는 것이라고 치부하지 말고 좌훈요법을 통해 적극적으로 개선해야 한다.

생리통이 있는 사람은 반드시 좌훈을 해보라! 몇 번만 경험해도 좋아진 것을 알 수 있을 것이다.

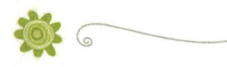

4) 생리통을 예방하는 방법

① 청결유지

평소 월경기에 사용하는 패드는 반드시 부드럽고 흡수력이 좋은 것을 사용해야 하며 자주 교체해야 한다. 만약 천으로 만들어진 것이라면 소독과 세척에 각별한 주의를 요하며, 몸을 씻을 때 샤워나 마찰욕은 좋지만, 좌욕은 하지 않는 것이 좋다.

② 규칙적인 운동

조깅이나 줄넘기, 혹은 윗몸일으키기 등 간단한 운동을 꾸준히 하는 것은 생리통을 점차적으로 완화시키는 데 효과적이다. 운동은 정신을 안정시키고 혈액순환을 도와주므로 매우 좋다. 또한 근육의 탄력을 증가시키고 골반을 강화하여 통증을 줄여준다.

③ 몸을 따뜻하게

생리통엔 하복부를 따뜻하게 하는 것이 중요하다. 이는 골반강으로 가는 혈류를 늘려주기 위한 것으로서, 자궁 수축을 완화시키는 데 도움이 된다. 반대로 찬물로 샤워를 하거나 바닥에 그냥 앉는 것은 좋지 않다. 또한 찬바람과 비를 맞지 않아야 한다.

④ 편안한 의복

꽉 조이는 바지를 입으면 혈액순환이 잘 되지 않는다. 생리통이 심한 경우에는 편안한 옷을 입어 혈액순환이 원활히 되도록 해야 한다.

⑤ 균형 있는 식단

비만하거나 너무 마르면 생리통이 더욱 심해진다. 비타민C가 풍부한 과일과 야채, 미역 등이 좋은 식단이다. 그러나 카페인은 생리통을 악화시키고 생리기간과 양을 늘리며, 당근은 너무 많을 시에 카로틴의 흡수량이 난소 배란기능을 떨어트리므로 좋지 않다.

⑥ 그 외 충분한 수면을 취하고, 정신적 긴장이나 스트레스를 받지 않으며, 전자파를 주의하는 것도 생리통을 예방하는 방법이다.

5) 생리통에 좋은 음식
① 다시마, 미역, 김, 파래 등의 해조류
② 꽁치, 멸치 등의 칼슘이 많이 포함된 어류
③ 된장, 두부, 두유 등의 콩으로 만든 음식
④ 호박, 고구마, 꿀 등의 자연적으로 단 음식

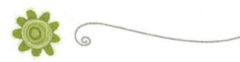

⑤ 브로콜리, 양배추, 콜리플라워 등의 십자화과 채소류
⑥ 생강차, 인삼차, 꿀차, 쑥차, 당귀차 등 몸을 따뜻하게 하는 차 종류
⑦ 신선한 과일

6) 생리통에 나쁜 음식
① 식용유, 쇼트닝, 버터 등의 오래되어 산패된 유지류
② 햄버거, 감자칩, 라면, 과자 등의 인스턴트식품
③ 과자, 초콜릿, 아이스크림 등의 설탕이 많이 들어간 음식
④ 커피와 콜라 같은 카페인이 많이 든 음료
⑤ 양념이 매우 짜고 매운 음식

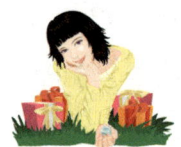

생리전증후군(生理前症候群)

생리전증후군은 생리시작 7~10일 전부터 신체적, 정신적으로 나타나는 증상들을 말한다. 대부분 생리가 시작됨과 동시에 증상이 사라지는 경우가 많으나 지속되거나 심해질 경우 적절한 치료를 요하기도 한다.

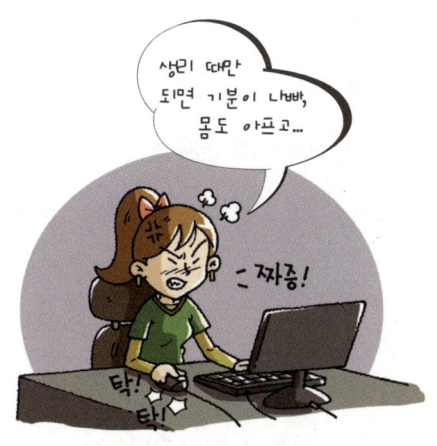

생리전증후군의 경우 생리 전에 평소와는 다른 감정이 들고 다른 행동을 하며 좀 더 예민한 상태이므로 친한 사람과도 사소한 일로 다투거나 감정을 상하게 되는 경우가 있다. 그러나 생리가 시작되고 나면 후회하고 상대에게 용서를 구하기를 반복하게 되다가 동료들의 권유로 급기야 치료를 하러 병원에 가는 경우도 있다.

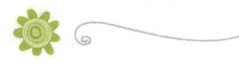

　외국의 어느 유명한 여성배우도 물질적으로 부족할 것이 없었지만 생리전증후군으로 인해서 생리 전에 도벽이 생겨 물건을 훔치다가 언론에 보도가 되기도 할 만큼 이 시기는 여성 스스로가 감정적으로 신체적으로 스스로를 제어할 수 없는 경우의 증상들이 나타나게 된다.

1) 생리전증후군의 증상
① 골반과 허리에 통증을 느낀다.
② 유방이 아프거나 유두가 예민해진다.
③ 편두통과 몸살이 오는 것처럼 전신이 쑤시거나 저리는 증상이 나타난다.
④ 손과 발은 물론 전반적으로 몸이 무겁고 오후에 피로가 몰려온다.
⑤ 감정의 기복이 심하고 예민한 상태가 된다.
⑥ 식욕이 증가하거나 성욕이 증가한다.

2) 생리전증후군의 원인
　생리전증후군의 원인은 아직 명확하게 밝혀지지 않았지만 예전과 달리 여성들의 사회활동이 늘고 사회적인 지위가 상승되면서 가정과 직장일을 병행하고 유지해야 하는 과정에서 신체적, 정신적인 스트레스가 쌓이게 되고, 그 결과 호르몬장애를 일으켜 발생하는 것으로 볼 수 있다. 한방적으로는 각종 스트레스로 인해 기혈(氣血)의 순환에 문제가 생기고, 특히 어혈이 형성되면서 자궁과 골반주변의 순환에 영향을 미치게 되는 것으로 설명할 수 있다. 물론 자궁근종이나 자궁선근종, 자궁내막증, 골반염 등 자궁내에 기질적인 질환이 있을 때도 기혈(氣血)의 순환이 방해되기 때문에 생리전증후군이 나타날 수 있다.

3) 생리전증후군의 예방법
① 배란기 이후부터 생리가 나오기 전까지는 가능한 충분한 휴식과 안정을 취한다.
② 감정의 기복이 심한 경우라면 미리 주변 사람들에게 도움을 청하고 이해를 구한다.
③ 평상시 식습관을 개선하고 마음을 안정시키기 위해 요가나 단전호흡 등을 활용한다.
④ 적당한 유산소운동을 통해서 심폐기능을 단련하고 자궁으로의 순환도 돕는다.
⑤ 가능한 흡연, 음주, 카페인 등의 섭취는 제한하거나 줄인다.

(특히 생리 전에는 소금과 설탕의 섭취를 줄이는 것이 수분 배출을 도와 부종을 막을 수 있다.)
⑥ 골반의 순환을 돕기 위한 찜질, 좌훈, 반신욕 등의 방법도 병행한다.

4) 생리전증후군의 좌훈요법

생리전증후군이 나타나는 것은 여러 가지 원인으로 하복부의 기혈순환이 원활하지 못하다는 증거이다. 따라서 좌훈을 통해 하복부의 기혈순환을 원활하게 해주면 생리전증후군을 개선할 수 있다.

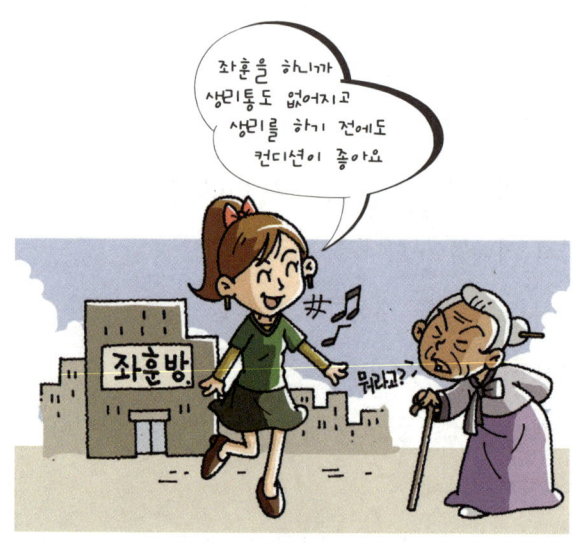

생리전증후군이 있을 때 일주일에 3~4회 정도 좌훈을 하면 효과가 좋다. 물론 증상이 심한 경우, 증상이 오래된 경우, 또는 몸이 매우 냉한 경우에는 꾸준히 몇 달 동안 계속해야 한다. 또한 체질에 맞는 한약을 함께 복용한다면 치료효과를 높일 수 있다.

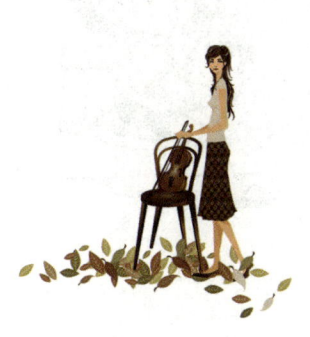

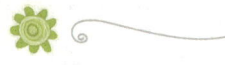

생리불순

  정상적인 월경은 24~34일 정도의 수기와 3~5일 정도의 월경 기간을 갖게 되는데 생리불순이란 월경의 양이나 주기가 이러한 정상범위에 해당되지 않는 경우로 양이 적은 과소월경, 양이 많은 과다월경, 주기가 긴 희발월경, 주기가 짧은 빈발월경, 지속일수가 짧은 과단월경, 긴 과장월경 등이 있다.

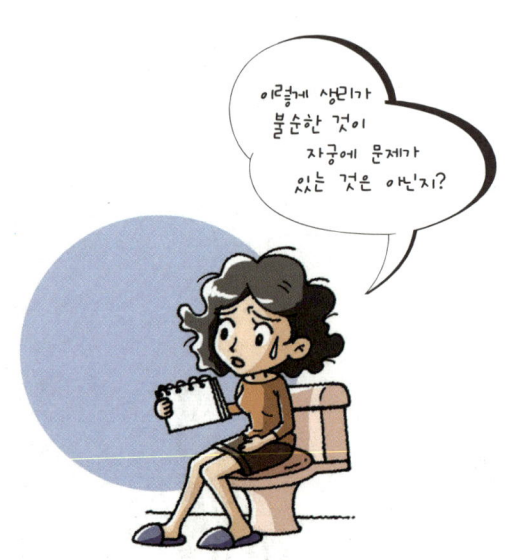

🌱 희발월경

월경주기가 36일 이상으로 연장된 경우를 말한다. 무배란인 경우가 많고, 초경 이후 일정기간 또는 갱년기에 가까운 여성에게서 많이 발견되지만 의학적으로 거의 문제가 되지 않는다.

보통 월경주기가 비정상적으로 길기 때문에, 주기적으로 월경이 반복된다고 해도 정상여성에 비해 연간 2~3회 정도 월경횟수가 적어 임신할 기회도 그만큼 적어진다. 또 무배란성인 경우는 임신을 기대할 수가 없게 된다.

🌱 빈발월경

사춘기와 갱년기에 자주 일어나는 증상으로 통상 월경주기가 24일 이내인 경우를 말한다. 빈발월경은 배란이 빨리 일어남에 따라 난포기가 단축되는 경우와 난포기는 정상이지만 황체의 기능이 나쁘기 때문에 황체기가 단축되어 월경이 빨리 오는 경우로 나뉜다.

🌱 과소월경

월경시 출혈량이 비정상적으로 적은 경우를 말한다. 사람에 따라서는 출혈일수도 2일 전후밖에 되지 않는다. 자궁위축, 무배란, 또는 황체기능이 나쁜 경우이며 과소월경이면서 난소기능에 이상이 있으면 전문적인 치료를 받아야 한다.

과다월경

월경시 출혈량이 비정상적으로 많은 경우를 말한다. 과다월경에서는 혈괴가 섞여 있기도 하고, 월경주기도 부정확하며 출혈 일수도 길어진다. 때에 따라서는 심한 빈혈을 동반하기도 한다. 자궁근종, 자궁내막염, 자궁내막증, 자궁비대증, 난소기능 이상 등에 의한 것이 많다.

1) 생리불순의 원인

생리는 여성의 건강상태, 질병, 스트레스, 주위환경이나 약물복용, 수술 등에 의해 많은 영향을 받게 되어 여성의 신체 및 정신상태가 건강하지 않으면 월경에 이상이 올 수 있다. 그리고 청소년기의 생리불순은 월경기전작용의 미성숙 때문이다. 초경 이후 생리의 상태는 불안정하며 몇 년 동안은 일수와 주기, 월경의 양 등이 불규칙한 것이 보통이다. 그러나 사춘기의 불순은 신체가 성숙해감에 따라 차츰 주기적으로 변하게 되므로 걱정할 필요는 없다.

한방적으로는 질병이나 스트레스로 인해 자궁 부위의 기혈순환이 불량해진 결과 어혈이 생기고 자궁기능이 저하되어 생리불순이 나타나는 것으로 볼 수 있다. 물론 생활습관이나 식습관도 많은 영향을 주기 때문에 생리불순이 있는 사람은 적절한 치료와 함께 생활방식을 바꾸는 것을 고려해야 한다.

2) 생리불순의 좌훈요법

생리불순의 원인은 자궁부위의 기혈순환이 불량해지고, 그 결과 자궁의 기능이 저하된 것으로 볼 수 있기 때문에 좌훈을 통해 자궁의 기혈순환을 원활하게 해주면 생리불순을 개선할 수 있다.

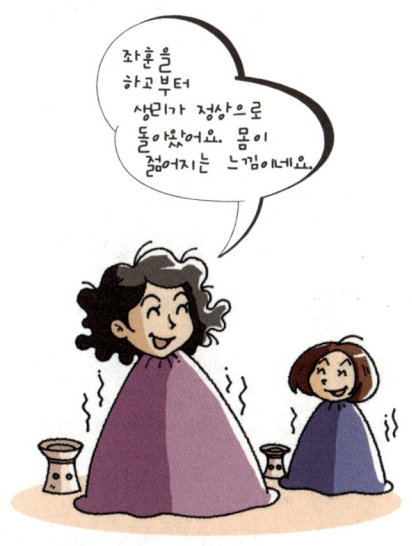

생리불순을 대수롭지 않게 생각할 수도 있으나, 생리불순이 나타난다는 것은 자궁의 기능이 떨어졌다는 것이므로 불임의 원인이 될

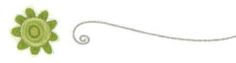

수도 있고, 자궁근종이나 자궁내막증 등을 불러올 수도 있기 때문에 증상이 악화되기 전에 생리불순을 개선하는 것이 현명하다. 특히 젊은 여성에게 생리불순이 나타나는 것은 매우 좋지 않기 때문에 가급적 자주 좌훈을 함으로써 생리불순을 개선해 주어야 한다.

생리불순이 있을 때는 1주일에 3~4번 좌훈을 하는 것이 좋다. 생리불순이 오래되지 않았거나 젊은 여성이라면 1달 안에 증상이 개선되겠지만, 오래되었거나 나이가 있는 여성이라면 꾸준히 몇 달 동안 좌훈을 하는 것이 좋다. 더불어 하복부의 순환을 촉진하는 한약을 함께 복용하면 기대하는 효과를 극대화시킬 수 있다.

3) 생리불순이 있을 때의 관리

① 생리 때는 과로를 피하는 것이 좋다. 몸이 피곤하면 몸 안의 노폐물이 원활하게 배출되지 못하기 때문이다. 또한 몸을 청결히 해야 하며 성관계를 갖지 않아야 자궁에 손상을 주지 않으며 월경의 배출과 자궁내막의 재생이 잘 이루어진다.

② 몸을 따뜻하게 하여 기혈의 순환이 잘 되도록 하는 것이 중요하다. 아랫배가 차거나 손발이 찬 여성은 찬 곳에 오래 앉아있지 않아야 한다. 이외에도 에어컨 바람을 직접 쐬거나

차가운 물로 샤워나 머리를 감는 것, 수영도 좋지 않다. 이렇게 하면 자궁에 찬기운이 들어와 어혈이 쌓일 수 있다.

③ 가벼운 운동은 전신의 순환에 도움이 된다. 특히 걷는 운동이 좋고 가벼운 체조나 에어로빅, 배드민턴, 탁구 등이 좋다.

④ 정신적 긴장이나 흥분은 삼가는 것이 좋다.

⑤ 비만하지 않도록 노력한다. 살이 찌면 자궁 및 복강 내에 지방이 과잉 축적되어 자궁기능을 주관하는 경락 및 혈액의 순환장애를 일으켜 자궁기능을 약하게 한다.

⑥ 전자파를 주의한다. 전자파는 자궁이나 유방에 종양을 생기게 하는 작용이 있다고 한다. 그러므로 전자파가 나오는 제품을 사용할 때는 주의해야 한다. 전자렌인지는 작동후 일정 거리를 두고 떨어지는 것이 좋으며, 가스레인지를 사용할 때는 사용 5분전부터 환기팬을 켜는 것이 좋다. 장시간 텔레비전을 보거나 컴퓨터를 사용하는 것도 피하도록 한다.

⑦ 통풍과 보온이 잘 되도록 옷을 입는다. 허리를 꽉 죄거나 꼭 끼는 옷은 하복부의 자궁경락순환을 차단시켜 자궁을 약하게 한다. 특히 겨울철에는 보온이 잘 되는 따뜻한 옷을 입고 속옷은 순면으로 된 것을 입는 것이 좋다.

⑧ 여름철이라도 찬 음식을 피하고 음식은 소화가 잘 되는 것을 섭취하는 것이 좋다.

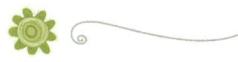

불임

부부가 결혼을 하여 피임을 하지 않고 정상적인 부부생활을 했음에도 불구하고 임신이 되지 않는 상태를 불임이라고 한다.

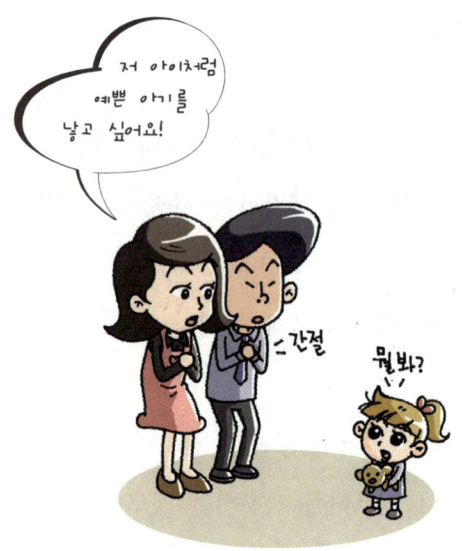

보통의 경우 정상적인 부부들은 결혼 후 6개월 이내에 85~90%가 임신을 하고, 2년 이상이 경과될 시에는 5% 이하만을 남겨둔 95%의 부부들이 임신을 한다. 그러나 결혼을 한 지 1년이 지나도록 임신이 되지 않거나, 아기를 이미 낳은 뒤로 2년 이상 임신을 못하는 경우에 불임이라고 정의한다.

1) 여성불임의 원인

한방에서는 스트레스로 인한 기(氣)와 혈(血)의 뭉침, 습담(濕痰)으로 인한 비만, 신(腎)의 기능저하, 전신의 기혈허(氣血虛), 오장(五臟)이 냉함 등의 이유로 불임이 유발된다고 보고 있다. 이처럼 여성불임의 원인이 복잡하지만 크게 세 가지로 분류할 수 있다.

① 비만성 체비불잉(體肥不孕)

외형은 건장하지만 몸의 기운이 허약하고, 자궁 안에 습담(濕痰)이 오래도록 정체되어 자궁이 지방화 되어 불임이 되는 경우이다. 비만인의 난소소통장애가 이와 같으며 주요 증상은 불규칙한 월경, 창백한 안색, 어지럼증 등이 있다.

② 수척성 체수불잉(體瘦不孕)

신장과 간장이 허약한 마른 사람의 불임증이다. 온몸에 피가 부족해서 마르면 자궁 역시 마르고 기능이 위축됨으로써 자궁으로 유입되는 혈액순환이 잘 되지 않아 생긴다. 보통 빈혈기가 있고 얼굴에는 윤기가 없는 것이 특징이다.

③ 비위허약성 허한불잉(虛寒不孕)

소화기관에 이상이 생겨 비위(脾胃)가 허하게 되어 자궁의 진액

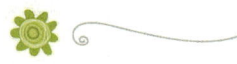

(津液)이 고갈되는 불임증이다. 보통 소화기능이 떨어지고 식욕이 부진하며, 언제나 기운이 없고 수족이 냉(冷)한 동시에 월경량 역시 적다.

④ 한냉성 음한불잉(陰寒不孕)

자궁이 차고 말라 임신이 되지 않는 경우이다. 항상 손발이 차고 월경이 늦어지며 월경량도 적다. 보통 월경통이 극심하며 아랫배가 냉한 경우가 많다.

⑤ 간울성 질투불잉(嫉妬不孕)

스트레스가 원인이 되어 간기(肝氣)가 막혀 임맥과 대맥이 차가워져 불임이 되는 경우이다. 심한 정신적 자극 역시 성분비기능에 이상을 가져와 불임의 원일이 될 수 있다. 불규칙적인 월경주기와 월경통이 주요 증상이다.

⑥ 신장성 겁약불잉(怯弱不孕)

신장의 기운이 떨어져 몸이 약해지고 영양의 소화흡수가 되지 않으므로 자궁에 이상이 오는 경우이다. 이처럼 신기가 허한 경우 월경의 양이 적어지고 낯빛이 어두워지며 하체가 약해진다.

⑦ 종양성 산하불잉(疝瘕不孕)

자궁근종, 난소낭종 등의 종양으로 인한 불임이다. 배란에 장애를 가져오고 착상 불능을 초래해서 유산, 조산의 원인이 되기도 한다.

⑧ 자궁기형성 자궁부정증(子宮不正症)

선천적인 자궁기형에 의한 불임이다. 대부분 수정된 난자가 초기에 파열된다.

2) 불임의 좌훈요법

아이가 없는 가정에는 웃음도 없다는 말이 있다. 따라서 임신을 하는 것은 가정의 행복과 밀접한 연관이 있다.

앞서 불임의 원인을 다양하게 분류하여 설명하였다. 그러나 어떤 원인이 주요하게 작용했든지 하복부의 순환을 개선하여 자궁의 기능을 정상화시키면 임신의 가능성은 높아진다. 따라서 불임일 때는 좌훈을 지속적으로 해주는 것이 좋다.

요즘은 의학기술이 발달하여 인위적으로 난자와 정자를 수정하기도 하지만, 성공확률이 높지 않고 비용이 많이 든다는 단점이 있다. 따라서 임신이 되지 않을 때는 좌훈을 꾸준히 하여 자궁의

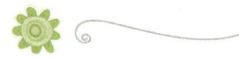

기능을 회복시킴으로써 임신이 되게 하는 매우 순리적인 방법을 먼저 해보는 것이 좋다. 이렇게 해도 되지 않을 때 다른 방법을 사용해도 늦지 않을 것이며, 다른 방법을 사용하더라도 좌훈을 병행한다면 치료효과는 더욱 클 것이다.

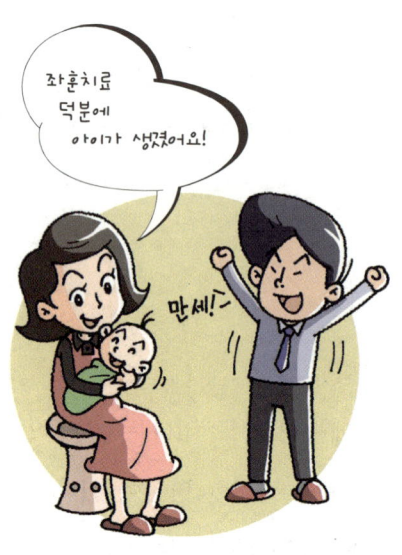

불임일 때는 가급적 자주 좌훈을 해주는 것이 좋다. 일주일에 몇 번으로 정하지 않고 몸이 힘들지 않다면 매일이라도 하는 것을 권장한다. 사람에 따라 기간이 길어질 수도 있으나 자궁에 기질적인 문제가 없다면 임신이 되는 것은 자연적인 결과이다.

3) 여성 불임을 예방하는 방법

① 아랫배를 언제나 따뜻하게 한다.

남성의 정소와 달리 자궁은 차가운 기운에 약하다. 여름에는 하복부를 드러내는 배꼽티, 겨울엔 짧은 미니스커트를 피하고 차가운 곳에 오랫동안 앉아있는 것도 나쁘다.

② 올바른 식생활을 유지한다.

밥은 백미보다는 잡곡밥이 좋고, 제철 음식과 채식을 위주로 하는 것이 좋다. 육류보다는 생선을 먹고 하루 세끼를 제 때에 적당량 먹어주는 것도 중요하다.

③ 적당한 체중을 유지해야 한다.

과도하게 축척된 지방이 호르몬 분비의 균형을 무너뜨려 '무월경'이나 '자궁출혈'을 유발할 수 있다. 또한 과도한 다이어트 역시 '무배란 무월경'을 불러올 수 있으니 주의해야 한다.

④ 금연, 금주 해야 한다.

여성의 흡연은 자궁과 난소의 혈액순환과 난관의 운동을 방해한다. 게다가 가임 여성에겐 더욱 치명적이다. 태반박리, 전치태반, 자궁출혈, 조기양수 파열 등을 일으킬 수 있다. 과음은 여성에게

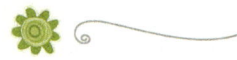

호르몬의 불균형을 일으키므로 주의해야 한다.

⑤ 문란한 성생활을 피한다.

문란한 성생활도 불임의 원인이 된다. 자궁에 감염을 일으키는 클라미디아균, 매독, 임질 등이 유발 되어 난관에 염증을 일으킬 수 있기 때문이다.

⑥ 스트레스를 풀기 위한 취미생활을 한다.

스트레스는 호르몬 조절을 무너트리고 기혈의 순환을 방해 한다. 불임 환자에게는 불임 자체가 이미 스트레스임으로 불임에 대한 강박에서 벗어나는 것 자체가 중요하다. 걱정을 취미생활로 분산시키는 것도 좋다.

⑦ 1일 30분 이상 운동을 한다.

신체에 무리가 가지 않을 만큼 적당한 운동은 바이오리듬에 활력을 주고 신체의 신진대사를 원활하게 한다. 유산소 운동인 조깅, 산보, 등산 등도 좋고, 척추를 반듯하게 하는 요가나 스트레칭 역시 좋다.

⑧ 편안한 옷을 입는다.

너무 몸에 꼭 맞는 청바지나 속옷 등은 골반과 하체의 혈액순환을 방해하며 기체(氣滯)를 일으킬 수 있다. 또한 통풍이 잘 되지 않을 시에는 세균이 번식하여 질염 등의 염증을 유발할 수 있다.

⑨ 낮에 일하고 밤에는 쉬도록 한다.

건강은 올바른 생활습관에서 온다. 밤낮이 바뀐 생활을 할 경우 호르몬 교란이 옴으로 불규칙적인 배란이나 유방암을 유발시킬 수 있다.

4) 불임일 때의 식이요법

① 산성식품 대신 알칼리식품을 먹는다.

고기나 유제품 류의 산성식품은 자궁을 산성화 시키며, 이는 정자의 수송을 방해한다. 신선한 과일이나 채소를 많이 먹으면 건강한 혈관을 형성하는데 도움이 되어 착상을 준비하고 유산을 방지하는 데 도움이 된다.

➔ 파, 당근, 토마토, 시금치, 아스파라거스, 부추, 우엉, 버섯, 브로콜리, 쑥, 자두, 바나나 등

② 잡곡과 씨앗을 먹는다.

산성인 백미보다 미네랄 성분과 섬유소가 풍부한 잡곡밥을 먹는다. 특히 현미 잡곡밥이 좋다. 또한 씨앗은 여성과 남성의 내분비

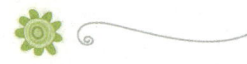

와 정력 증강에 좋은 영향을 끼친다.
→ 팥, 수수, 콩, 현미, 잣, 호두, 땅콩 등

③ 필수지방산을 충분히 섭취한다.
 필수지방산(리놀산, 리놀렌산, 아라키돈산)은 살아있는 세포에 반드시 필요한다. 특히 배란과 관련이 깊다. 다만 필수지방산을 빛이나 열에 오래 노출시키면 오히려 독성이 있는 트랜스지방산으로 바뀔 수 있으니 주의가 필요하다.
→ 생선, 생선기름, 호박씨, 콩, 호두, 녹황색 채소 등

④ 가능한 한 유기농 음식이나 Hormone-free 육류를 섭취한다. 가공식품은 정기(精氣)를 손상시킬 수 있다. 가급적이면 가공하지 않은 자연식을 하는 것이 좋다. 그러나 생식(生食)을 하면 오히려 차가운 기운에 노출되어 좋지 않으니 불에 조리를 하는 것이 좋다.

⑤ 십자화과에 속하는 채소를 많이 먹는다.
 십자화과의 채소들은 에스트로겐을 보다 효과적으로 사용할 수 있도록 돕는다.
→ 배추, 브로콜리, 싹양배추, 콜리플라워 등

⑥ 카페인, 니코틴, 알콜 섭취를 삼간다.

음허(陰虛), 혈허(血虛), 심허(心虛)하신 분들은 더욱 더 피해야 한다. 담배의 니코틴은 난소기능을 노화시키고 난자의 분화를 방해한다. 연구에 의하면 시험관시술 중 알콜섭취는 시술의 성공률을 50%나 감소시킨다고 한다. 또한 카페인은 생리불순과 생리통을 유발시킬 수 있다.

⑦ 가급적이면 약물을 삼간다.

흔히 복용하는 항염증 치료제인 이브프로펜 등은 배란을 억제한다. 소염제, 항히스타민제, 비타민C 등의 과잉 역시 점액 분비에 나쁜 영향을 끼친다.

⑧ 차가운 음식을 피한다.

차가운 음식은 복부에 한기(寒氣)를 누적시킴으로써 자궁을 약하게 할 수 있다. 그리고 성질이 차가운 음식도 피해야 한다.

→ 빙과류, 냉면, 맥주, 수박, 참외, 돼지고기, 오징어, 밀가루, 생선회 등

⑨ 기름진 음식과 설탕을 지나치게 먹지 않는다.

기름진 음식과 설탕은 칼로리가 높아 불임의 원인이 되는 비만을 유발시킬 수 있다.

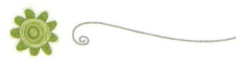

자궁근종

　자궁근종은 암과는 거의 상관이 없는 양성종양으로 자궁에 혹이 생기는 것을 말한다.

　자궁근종은 상당한 크기로 발달할 때까지는 증상이 거의 나타나지 않아 수시로 진단을 받지 않으면 찾는 데 어려움이 있다. 또한 개인차에 따라 하나의 양성종양이 아닌 여러 개의 종양이 동반을 하는 경우가 많다.

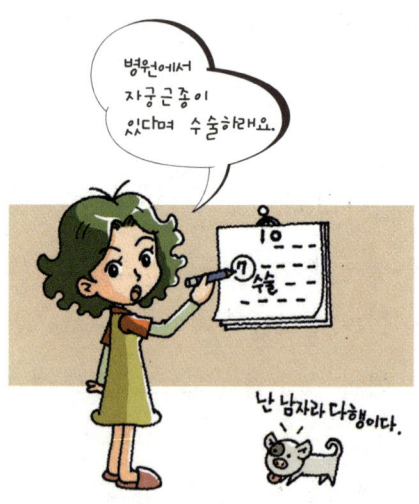

　지금은 30~40대 여성의 30% 이상에서 발견될 정도로 흔한 질병이 되었고, 성숙한 여성 누구나 생길 수 있으나 그대로 방치할

때는 자궁적출이라는 최악의 상황으로 진행되며 자궁적출후유증을 앓을 수 있으므로 조기에 예방, 치료를 해야 한다.

한의학에서는 자궁근종을 '징가' 또는 '석가'라고 하였다. <동의보감>에 "석가라는 것은 포(胞) 가운데가 접촉된 후 피가 뭉친 소치이다."라 하였고 "징가가 부인의 자궁에 생기면 유산을 하고 포락(胞絡)에 생기면 경폐(經閉)가 된다 ."고 하였다.

이처럼 자궁근종은 예전부터 있었던 질환으로 자궁이 차가운 기운에 상하여 기(氣)와 혈(血)이 상하게 되면 자궁의 혈과 기가 통하지 않아서 뭉치게 되는데, 이것이 덩어리져서 혹처럼 형성되는 것이 바로 자궁근종인 것이다. 따라서 체질에 맞추어 근본 원인을 제거하여 주면 자궁근종은 예방과 치료를 할 수 있다.

1) 자궁근종의 증상

자궁근종 환자가 모두 증상을 가지고 있는 것은 아니다. 때로는 15㎝가 넘을 때까지 별다른 증세가 없는 환자도 있는데, 근종을 가지고 있는 여성의 30% 정도만 증세를 호소하며 산부인과 검진 시 발견하는 경우가 대부분이다.

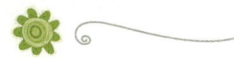

① 생리의 양이 많아지는 경향이 있다.

② 평소보다 생리통이 심해진다.

③ 생리시 덩어리가 나오거나 생리혈이 진해질 수 있다.

④ 허리가 아프거나(요통), 골반에 통증이 느껴진다.

⑤ 하복부에 딱딱한 혹이 만져지는 경우가 있다.

⑥ 소변이 잦고 누고 나도 시원하지 않다.

⑦ 변비가 생길 수 있다.

⑧ 항상 하복부가 뻐근하게 느껴진다.

⑨ 생리기간이 아닌데도 출혈이 발생한다.

⑩ 임신이 되지 않는다.

⑪ 빈혈이 잦아져서 얼굴색이 나빠진다.

2) 자궁근종의 원인

자궁근종의 원인은 명확하게 밝혀지지 않은 것이 사실이지만 요즘 들어서 늘어나는 경향을 보이는 것은 분명 다음과 같은 원인들과 연관되어 있음을 짐작하게 한다.

① 심한 스트레스

스트레스는 기(氣)와 혈(血)이 울체되는 첫 번째 원인이 된다.

심한 스트레스를 받게 되면 간기가 울체 되는데 이때 간의 기능이 막히게 되면 자궁근종을 키우는 에스트로겐을 분해하지 못하고 자궁근종을 더욱 키우게 된다.

② 불규칙한 식사

본래 소화력이 약한 경우, 또는 폭식으로 인해 비장과 신장에 무리를 줄 경우 인체의 수분대사에 문제가 발생되어 어혈이 생성되고 이것이 자궁근종을 키우기도 한다.

③ 산업공해, 인스턴트식품 등으로 인한 독소의 축적

각종 공해로 인한 오염물질의 섭취와 인스턴트식품으로 인한 영향의 불균형 등은 기와 혈의 순환을 방해하여 자궁근종의 원인이 될 수 있다.

④ 잘못된 다이어트

무리하게 살을 빼다보면 몸이 상하게 되고, 그 결과 기혈(氣血)의 흐름이 나빠져서 자궁근종의 원인이 될 수 있다. 따라서 다이어트는 충분한 기간을 두고 여유롭고 지혜롭게 하는 것이 현명하다.

⑤ 유전적 요인

자궁근종은 유색인종에게 많이 발발하며 가족력이 있다.

⑥ 약물남용

자궁근종은 여성호르몬인 에스트로겐의 영향을 받는다. 따라서 임산부나 피임약 복용자, 에스트로겐이 함유된 영양식품을 먹을 때 갑자기 커지는 경향이 있다.

⑦ 비만

비만하면 기혈의 순환이 원활하지 않아서 몸에 노폐물이 많이 쌓이게 되고 이것이 자궁근종으로 발전하게 된다. 갑상선기능의 저하로 몸이 비만해질 때도 에스트로겐의 생성을 촉진시키기 때문에 갑상선의 기능치료도 병행해야 한다.

3) 자궁근종의 좌훈요법

자궁근종의 원인이 스트레스이든 약물남용이든 비만이든 간에 자궁의 기혈순환을 원활하게 해주면 근종의 크기가 작아질 수 있고, 크기가 작은 근종은 완전히 없어질 수도 있다. 그러나 근종은 생리통이나 생리불순처럼 자궁의 기능적인 이상에서 비롯된 것이

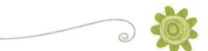

아니라 기질적인 변화가 발생한 것이므로 비교적 장기간 좌훈을 해야 효과를 볼 수 있다.

자궁근종이 있을 때 최후의 방법으로 수술을 받기도 하는데, 수술 이후에 나타나는 후유증도 있을 수 있기 때문에 통증이 심하지 않은 경우에는 먼저 좌훈으로 치료할 것을 권한다.

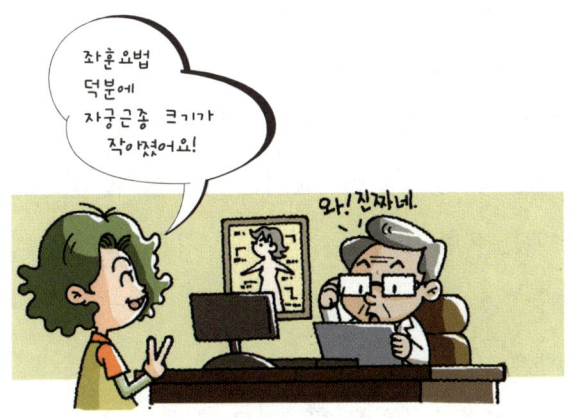

자궁근종이 있을 때는 가급적 자주 좌훈을 하는 것이 좋고, 자궁의 기혈순환을 촉진하는 한약을 함께 복용하는 것도 효과를 높일 수 있는 좋은 방법이다.

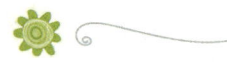

4) 자궁근종 예방 및 치료를 위한 생활습관

① 피해야 할 음식

- 찬 음식의 과다섭취를 피해야 한다. 자궁은 찬 기운을 싫어하기 때문에 근종에 악영향을 미칠 수 있다. 따라서 냉커피, 팥빙수, 아이스크림, 냉면, 빙과류, 수박, 참외, 생맥주 등과 성질이 찬 음식(돼지고기, 밀가루), 날 음식(샐러드) 등도 피하는 것이 좋다.
- 커피, 튀김, 기름진 음식, 피임약을 피한다.
- 성장호르몬이 들어있는 육류, 우유 등은 근종의 성장을 촉진할 수 있으므로 섭취량을 줄이는 것이 좋다.
- 술, 담배를 피한다.

② 스트레스는 절대 조심

스트레스는 기혈의 순환을 방해하고 울체를 일으키기 때문에 근종의 주요원인이며 악화시키는 요인이다. 따라서 운동이나 취미생활로 그때그때 스트레스를 푸는 것이 좋다.

③ 규칙적인 운동

규칙적인 운동은 기혈의 순환을 원활히 하기 때문에 매우 중요하다. 걷기, 조깅, 산책, 에어로빅, 테니스, 등산 등 취향에 맞는 운동을 30분 이상씩 꾸준하게 규칙적으로 하는 것이 중요하다.

④ 월경기간 중에는 과로 금물

월경 중에는 자궁이 민감하고 약해지기 쉽기 때문에 과로를 피하고 성관계도 자제하며 청결을 유지해야 한다.

⑤ 변비 조심

변비는 에스트로겐의 분비를 촉진하며 근종을 악화시킬 수 있는 요인이 되므로 꼭 예방하거나 치료해야 한다. 식이섬유가 많은 음식을 섭취하고, 물을 많이 먹도록 한다.

⑥ 전자파 조심

전자파도 근종의 성장을 촉진할 수 있기 때문에 컴퓨터, 전기장판, 전자레인지, TV 등에서 발산되는 전자파를 멀리하는 것이 좋다.

⑦ 꽉 끼는 옷 No!

몸에 꽉 끼는 거들이나 청바지, 스커트 등은 골반 내의 혈액 순환을 방해하여 자궁의 기능을 약화시킬 수 있다. 따라서 가급적 통풍이 잘되는 옷을 입는 습관을 갖는 것이 좋다.

⑧ 아랫배를 따뜻하게

자궁은 찬 기운을 싫어한다. 따라서 배꼽티, 미니스커트를 피하고 차가운 자리에 오래 앉아 있지 말며 수영도 좋지 않다. 특히 여름철에는 에어컨을 조심해야 한다. 하복부찜질, 쑥뜸, 좌훈, 좌욕, 한약재 반신욕을 꾸준히 하면 좋다.

⑨ 자궁에 좋은 건강 운동 - 아침저녁으로 하기!

🐥 모관 운동

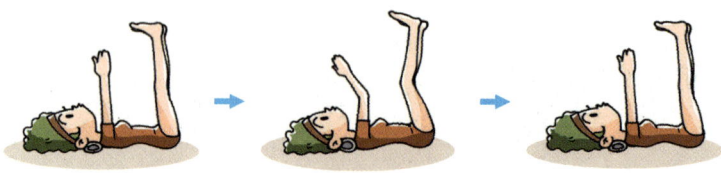

혈액순환을 촉진시키는 운동이다. 뒷목에 베개를 베고 누운 상태에서 양팔과 다리를 곧게 펴서 몸과 직각이 되도록 올린다. 발바닥을 수평으로 한 상태에서 팔과 다리를 떨어주는데, 팔과 다리가 구부러지지 않게 한다. 아침저녁으로 1회 2~3분간 실시한다.

🐥 합장합척 운동

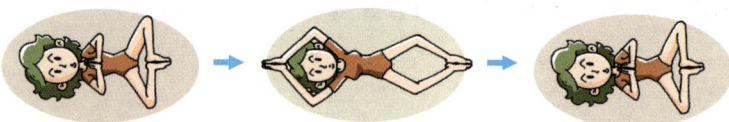

자궁을 튼튼하게 하는 운동이다. 누운 자세에서 손바닥과 발바닥을 맞댄다. 합장한 손은 머리 위까지 밀어 올렸다가 다시 가슴까지 내리고 발바닥은 떨어지지 않을 정도로 밀었다 당겼다 하며 12회 가량 한 후 5분간 움직이지 않고 묵상한다. 이 운동을 아침저녁으로 한다.

 붕어 운동

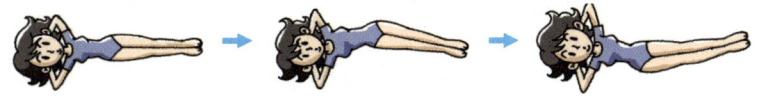

척추를 바르게 하고 장의 운동을 촉진해 변비를 예방하고 숙변의 배설을 돕는 운동이다. 반듯이 누워 양손을 깍지 끼어 목 뒤에 대고 발끝은 들어 세운다. 그 다음 붕어가 헤엄치는 것처럼 좌우로 움직인다. 아침저녁으로 1회 2~3분간 한다.

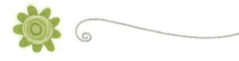

자궁내막증

　자궁내막증은 생리와 밀접한 관계가 있다. 생리를 할 때는 기존에 있었던 자궁내막이 떨어져 나가고 새로운 생리주기가 시작되면 다시 새롭게 만들어지는데, 이 자궁내막은 자궁 가장 안쪽에 있는 막으로 임신이 되면 태반이 자리를 잡는 터가 된다. 이러한 자궁내막이 자궁 내에 존재하지 않고 다른 곳에 존재할 때 이를 자궁내막증이라고 한다.

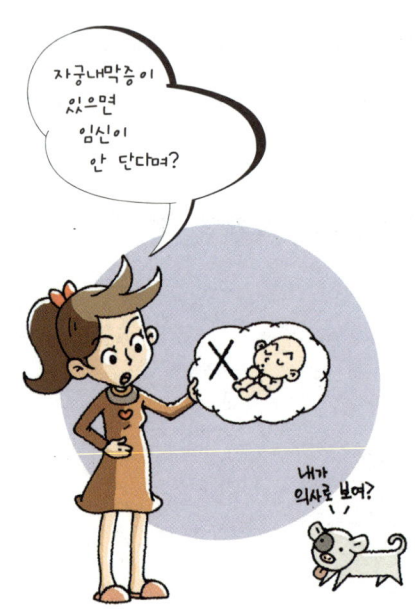

1) 자궁내막증의 증상

자궁내막증의 발생초기에는 특별한 자각증상이 없을 수 있고, 있다고 해도 경미하며, 병변이 광범해짐에 따라 증세가 강하게 나타난다. 특징적인 증상은 월경통으로서, 월경이 시작되기 전부터 월경 당일과 다음날이 가장 심하고, 그 후로는 점차 가벼워진다.

또한 자궁부정출혈이나 과다월경을 일으키는 수가 많고, 월경전기에 자궁이나 그 밖의 병변부가 붓는다. 이 외에도 임신이 되지 않는 것도 자궁내막증의 증상 중에 하나이다. 따라서 임신이 잘 안되거나, 생리통, 성교통, 만성 골반통이 있는 여성은 자궁내막증을 의심해야 한다.

2) 자궁내막증의 원인

보통은 생리시 질을 통해서 밖으로 혈이 나와야 하는데 자궁이 차고 기운이 없으면 이를 배출시키지 못하고 거꾸로 역류하는 상황이 생긴다. 이때 넘어간 자궁내막조직이 다른 장소에서 사라지지 않고 머물면서 생리를 할 때마다 자신도 똑같이 반응하여 통증을 일으키게 된다.

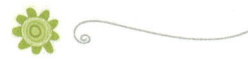 자궁내막증의 네 가지 주요원인

① 면역력 약화

실제로 여성의 80%가 자궁의 혈류가 역류를 한다. 따라서 정도에 따라서 많고 적음의 차이가 나지만 자궁내막이 자궁 이외에도 충분히 존재를 할 수 있다. 그러나 어떤 여성에게는 자궁내막증이 생기고 어떤 여성에게는 자궁내막증이 발생하지 않는다. 건강한 여성은 자궁내막이 자궁 이외의 곳에 있으면 그 조직을 흡수·배출해 버리기 때문이다. 그러나 여성의 면역력이 약화되면 이런 기능을 상실하기 때문에 자궁내막증이 발생하게 되는 것이다.

② 자궁이 찬 경우

자궁이 차면 자궁의 수축기능이 떨어져서 생리혈을 배출하지 못한다. 생리혈을 자궁의 수축으로 질을 통해 내보내야 하는데 자궁 및 질을 차게 유지하면 오히려 생리혈이 거꾸로 역류하게 되는 것이다. 따라서 생리시에는 따뜻하게 하복부를 유지해야 한다.

③ 습담(濕痰) 특히 복부비만

비만한 사람의 특징은 몸의 기혈이 잘 소통이 되지 않아서 쉽게 노폐물과 어혈이 쌓인다는 것이다. 그래서 비만하게 되는 것이다.

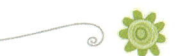

하복부는 특히 노폐물이 축적되기 쉬운 위치이다. 자궁의 어혈과 노폐물이 쌓이면서 아랫배는 비만해지고 기혈이 소통되지 않아서 자궁은 더더욱 냉해지는 것이다.

④ 스트레스

정신적 스트레스를 받는 사람은 간기(肝氣)가 쉽게 상하게 된다. 간기울결이라는 한의학적인 병리상태를 만들고 이는 소화불량과 자궁의 기능을 약화시킨다. 자궁내막증 환자 중에서 이런 환자들은 간기를 풀어주는 것을 반드시 병행해야만 한다.

⑤ 환경호르몬과 식생활

우리 주변은 너무나 많은 공해로 둘려 쌓여 있다. 이런 환경호르몬들과 인스턴트 음식은 면역력약화로 이어지고, 이로 인한 독소들이 자궁에 영향을 주는 것이다. 따라서 자궁의 환경을 개선시켜 주려면 자궁의 기혈순환을 정상화시켜 주어야 한다.

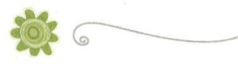

3) 자궁내막증의 좌훈요법

자궁내막증의 원인을 한마디로 표현한다면 자궁의 기혈순환이 불량하여 자궁기능이 떨어진 것이라고 할 수 있다. 따라서 운동을 하거나 한약을 복용하여 자궁의 기혈순환을 회복시키면 자궁내막증도 개선될 수 있다.

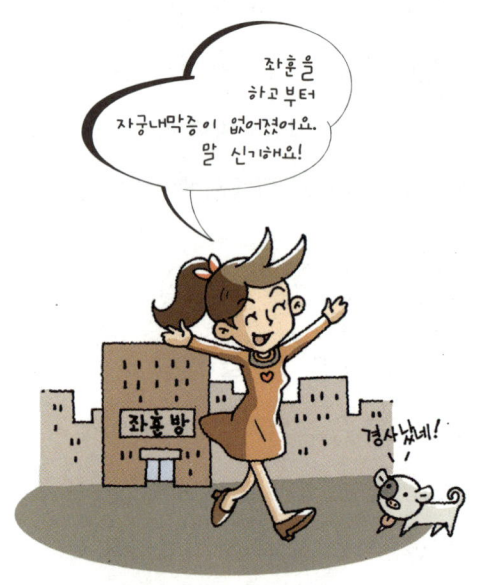

이러한 점에서 볼 때 좌훈을 하는 것도 자궁의 기혈순환을 촉진하는 것이므로 자궁내막증에 효과가 있으며, 운동이나 한약을 함께 복용하면 보다 큰 효과를 볼 수 있다. 자궁내막증으로 좌훈을 할 경우에는 일주일에 3~4회 정도 하는 것이 적당하다.

난소낭종

난소낭종은 가장 흔하게 발생하는 양성종양으로서 난소에 액체가 차 있는 주머니이다. 난소는 주기적으로 성숙과 배란을 하는데, 난포자극 호르몬과 배란호르몬이 정상적으로 분비되지 않아, 배란에 장애를 초래하고, 또 이것이 난소의 정막에 염증과 부종을 일으켜 낭포를 생성시키는데 그것이 난소낭종이다.

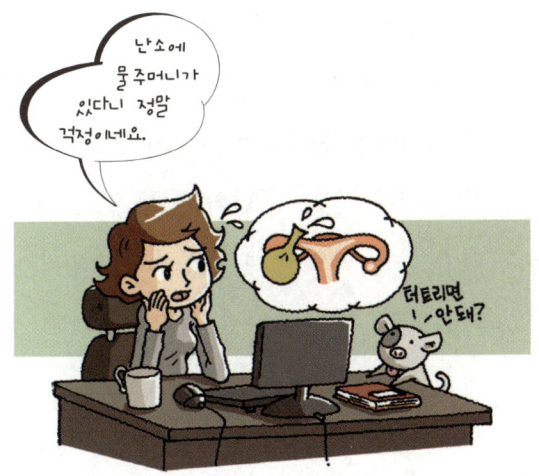

난소낭종의 한방병명은 장담(腸覃)이다. 이 병명은 자궁과 내장 사이에 생긴 일종의 혹이라는 뜻이며 장담이란 병명은 동의보감 훨씬 이전부터 기술되어 왔다. 한의학의 바이블인 황제내경의 '영추'

에는 난소낭종의 발육상태와 이동성에 대하여 기술하고 있고, 동의보감에는 이 병이 위와 내장이 한기(寒氣)에 상해서 생기는 것으로 월경에는 지장을 주지 않으나 월경량은 약간 줄일 수 있고, 이 병은 기병(氣病)에 속하고 혈병(血病)에 속하지 않는다고 하였다.

동의보감의 내용을 잘 음미해 보면 어떤 여성에게 난소낭종이 잘 발생하는가를 알 수 있다. 난소낭종이 잘 발생하는 여성은 다음과 같은 신체증후를 보이는 경우가 대부분이다.

몸이 마르고 신체의 근육이 발달되지 못한 체형으로 얼굴이 창백하거나 누렇고 핏기가 없으며 늘 피곤하고 자주 눕고 싶어 하며 심한 경우 누웠을 때 땅속으로 꺼지는 듯한 느낌을 갖게 된다. 두통과 어지러움, 메스꺼움을 동반하는 경우가 많으며 소화가 잘 되지 않아 속이 자주 더부룩하고 답답하여 찬 것을 싫어한다. 찬 음식 특히 면류, 맥주 등을 먹으면 설사를 하고 소화기 내과적 증상을 가지고 있으며, 몸이 차며 팔다리 특히 발이 찬 경우를 많이 볼 수 있다.

난소낭종은 위와 같은 허냉체질에 수분대사가 정상적으로 수행되지 않아서 걸쭉한 액체인 담음이 형성되어 이것이 난소낭종을 형성케 한 것이므로 몸을 따뜻하게 하고 체력을 증강시켜 수분대사를 원활히 일으킬 수 있는 온보제와 잘못된 수분대사의 산물인 담음을 제거하는 거담제를 주로 사용한다.

1) 난소낭종의 7가지 증상

난소낭종의 종류는 십 수가지가 되고, 그 증상 또한 가지각색이다. 그중 공통된 증상으로

① 복부의 팽만감, 압박감으로 인한 둔한 통증
② 성교통
③ 생리통, 월경불순, 월경주기 지연
④ 하복부 부종
⑤ 열과 구토를 동반한 급성 복통
⑥ 낭종 파열로 인한 내출혈과 혼수상태
⑦ 대량의 자궁출혈

2) 양방에서의 난소낭종의 치료

① 낭종 적출술

보통 난소낭종이 발생한 경우 일차적으로 낭종 적출 수술을 하지만, 그 후에 재발이 되는 경우가 많아 근본적이 치료가 되지 않는다.

② 자궁 적출술

양방에서 이야기하는 근본적인 치료방법 중의 하나가 자궁적출이다. 그러나 그 후유증이 심각하고 불임의 원인이 된다.

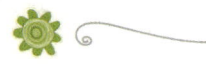

③ 난소 난관 적제술

또 하나의 근본적인 치료방법은 양측 난소 난관 절제술이다. 난소 난관 절제술 역시 불임을 야기하기 때문에 미혼여성이나 아직 아이를 가지지 못한 부부에게는 커다란 고민이 될 수밖에 없다.

④ 호르몬 요법

이는 2~3회를 넘기면 내분비장애나 다른 질병을 초래하는 경우가 있어 위험하다.

3) 한방에서의 난소낭종의 치료

난소낭종 치료의 한의학적 접근은 양방의 치료에 보완 및 대안을 보여 준다.

① 거담제습

난소낭종의 내용물 안에는 보통 담액이 차 있으므로 담(痰)과 습(濕)을 제거하며 기운을 푸는 것이 우선이다. 먼저 거담제습법으로 담과 습을 다스린다.

② 온보제

허냉성 체질을 따뜻하게 보하며 체력을 증강시켜 수분대사를 원활히 일으키는 온보제를 사용한다.

한의학에서 난소낭종은 장담(腸覃)이라 하여 아랫배에 기혈이 몰려 종물이 생기는 병증이라고 한다. 또한 동의보감에서는 한기(寒氣)에 상해 생기는 것으로 월경에는 지장을 주지 않고 기병(氣病)에 속한다고 했다.

4) 난소낭종의 좌훈요법

앞서 설명한 대로 난소낭종을 수술적인 치료법으로 제거하는 것은 불임과 같은 부작용을 가져오기 때문에 최후의 수단으로 사용해야 한다. 먼저 좌훈으로 자궁과 난소의 기능을 정상화시켜 자연스럽게 낭종을 없어지게 하는 것이 우선이다.

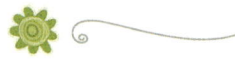

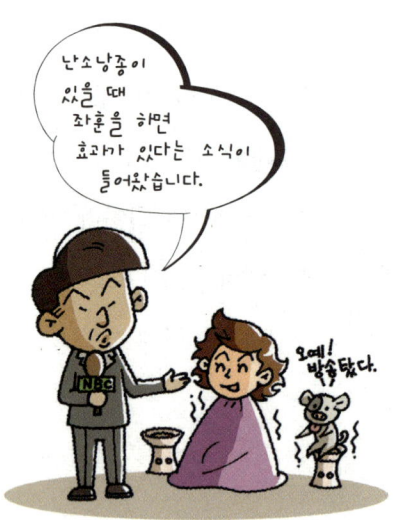

 좌훈은 일주일에 3~4회 하는 것을 기본으로 하되, 몸이 힘들지 않다면 매일 하는 것도 좋고, 체질에 맞는 한약을 겸복하는 것도 도움이 된다. 또한 바른 식생활과 운동을 함께 함으로써 체력을 보강하는 것은 기본이다.

질염(냉대하)

    질염은 산부인과 질환 중 가장 흔한 질환으로 질염에 걸린 경우 여러 가지 증상이 나타날 수 있지만 가장 흔하게 나타나는 증상이 냉대하증이다.

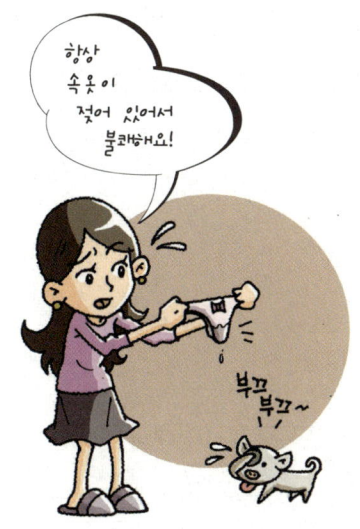

    팬티가 젖을 정도로 질 분비물이 많은 경우, 색깔이 진하거나 고름처럼 흐를 경우, 생선 비린내 같은 악취가 나는 경우는 냉대하증으로 본다.

    정상상태에서 여성 생식기는 점막 자체의 분비물에 의해 적셔져

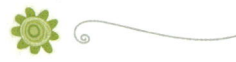

있지만, 생식기 밖으로는 흘러나오지 않는다. 그런데 이러한 분비물의 양이 많거나, 생리시 내부가 병적인 상황이 되면 밖으로 나오게 되는데 이것이 냉증, 대하증이다. 이를 계속 방치해두면 여러 가지 부작용을 초래하므로 증상이 계속될 때에는 반드시 치료를 해야 한다.

질 내부의 환경은 습기가 많고 따뜻하기 때문에 세균이 증식하기 매우 좋은 조건이다. 따라서 질병이 없는 질 안에도 많은 세균들이 상존한다. 이러한 세균들은 염증을 일으키지는 않으며, 오히려 질 내부를 산성으로 만들어서 다른 잡균들이 침입하는 것을 방어하는 역할을 한다.

1) 질염의 증상
① 하얀 비지와 같은 분비물(냉대하)
② 질통증, 성교통, 외음부의 따가움과 자극
③ 배뇨시 통증
④ 외음순 및 외음부 피부의 부종과 홍반

2) 질염의 원인

항생제를 복용하거나 피임약을 복용하는 경우, 탐폰이나 루프 같은 기구를 사용하는 경우, 과다하게 질 세정제를 사용하는 경우에는 분비물이 많아지거나, 질 점막을 자극하여 질 안에 정상적으로 존재하는 세균이 감소하기 때문에 질이 병적인 세균에 감염이 되어 질염이 발생된다.

또한 나일론 속옷이나 꽉 끼는 청바지 같은 옷을 착용하면 땀의 발산이 안 되고 음부에 습기가 많아지기 때문에 질염이 잘 생긴다. 당뇨병이 있는 여성도 면역이 떨어지고 소변에 당이 배출되므로 세균이나 진균(곰팡이)에 의한 질염이 잘 생긴다.

몸이 차고 하복이 냉한 것도 질염의 원인이 될 수 있다. 하복부가 차다는 것은 그곳으로 혈액순환이 잘 이루어지지 않는다는 것으로 해당 부위의 기능이 약해질 수 있고 세균감염에 대한 저항력이 떨어지게 되므로 쉽게 질염에 이환될 수 있는 것이다.

3) 질염의 예방법
① 몸에 꼭 끼는 옷을 삼갈 것
② 화학 섬유로 된 내의를 피할 것
③ 외음부를 깨끗이 할 것

④ 배뇨, 배변 후에 닦는 방향을 질 쪽에서 항문 쪽을 향하게 할 것
⑤ 당뇨병을 앓고 있는 경우에는 당뇨 조절을 잘할 것
⑥ 항생제의 남용을 피할 것
⑦ 하복부를 따뜻하게 하는 좌훈을 할 것

4) 질염의 좌훈요법

  질염에 걸려 냉대하증이 생겼을 때도 좌훈이 효과적이다. 증상이 경한 경우에는 일주일 동안 매일 한차례씩 좌훈을 하면 증상이 호전되는 경우가 많고, 증상이 심한 경우에는 2주 이상의 좌훈을 해야 한다. 또한 자궁경부염이나 자궁근종, 난소낭종 등으로 인해 냉대하가 발생했을 때는 한 달 이상 좌훈을 해야 효과를 볼 수 있다.

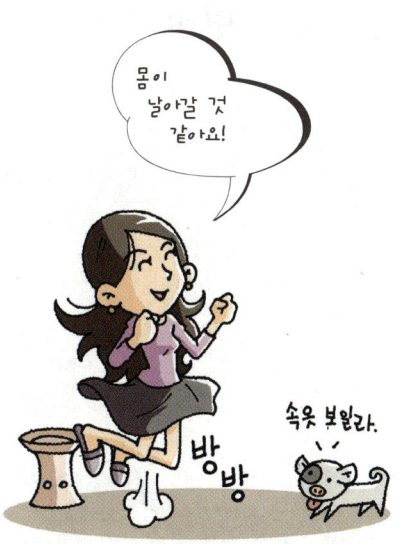

　어떤 질환이든지 꾸준히 치료받는 것이 중요하듯이 좌훈 또한 일회성으로 그치지 말고 어느 정도 효과가 나타날 때까지 하는 것이 좋다. 한국 사람은 성격이 급해서 한두 번 해서 효과가 나타나지 않으면 그만두는 경우가 많은데, 병이 깊을수록 정상으로 회복되는 시간이 오래 걸린다는 것을 인식한다면 쉽게 그만두는 우를 범치 않을 것이다.

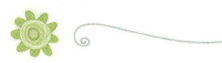

변비

일반적으로는 아래의 내용 중 2~3개 이상이 나타나면 변비라고 정의한다.

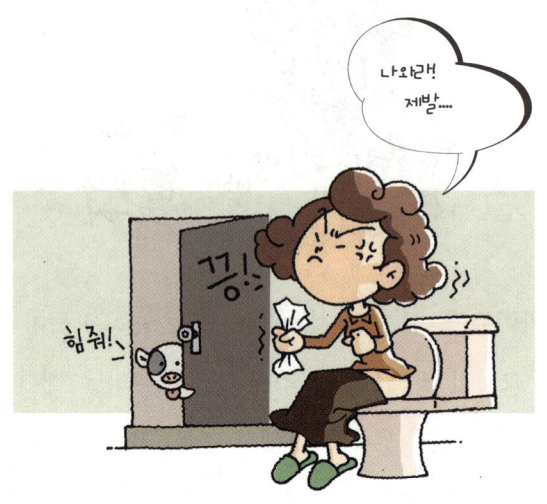

- 대변 횟수가 일주일에 2회 이하인 경우
- 대변의 양이 35g미만인 경우(보통은 200g)
- 변이 나오는 것이 심하게 어려운 경우
- 대변을 볼 때 4번 중 1번 이상은 끙끙 힘을 주어야 변이 나오는 경우
- 대변이 심하게 딱딱하고 굵은 경우

- 대변을 본 후 심하게 잔변감이 남는 경우
- 위의 증상 중 2~3개 이상이 3개월 이상 지속될 경우 만성변비로 본다.

1) 변비의 증상

① 아랫배가 빵빵하고 답답해요.

변비가 생기면 제일 먼저 느끼는 증상은 하복부의 불쾌감이다. 이후 복부가 부풀어 오르는 팽만감과 압박감을 느끼게 된다. 우하복부, 좌상복부, 좌하복부에 통증이 오기도 하며 왼쪽 배에서 덩어리가 만져지기도 한다.

② 항상 뒤가 묵직하고 개운하지 않아요.

대변을 보기가 힘들어지고 힘을 주어 변을 봐도 딱딱한 변이 조금밖에 나오지 않아 항상 잔변감이 남는다. 늘 뒤가 묵직하고 화장실을 다녀와도 깨끗한 느낌이 없고 팬티가 지저분해지기도 한다.

③ 입맛이 없고 소화도 안돼요.

변비가 오래되면 식욕이 저하되고 소화도 잘 되지 않는다. 간혹 속이 미식거리고 심한 경우 구토를 하기도 한다.

④ 똥배가 나와요.

장내에 대변이 항상 남아 있어 흔히 말하는 "똥배"가 나오게 된다. 장내의 숙변은 똥배의 원인이 되기도 하며 각종 질환의 원인이 되며 비만을 유발한다. 변비를 치료하지 않고는 아무리 다이어트를 해도 "똥배"가 사라지지 않는다.

⑤ 피부도 안 좋아요. 입냄새가 나요.

변비가 계속되어 장내에 대변이 오래 머물러 있으면 노폐가스들이 혈액내로 스며들게 된다. 혈액내로 녹아든 노폐가스들로 인해 몸이 무겁고 만성피로가 오게 되며, 피부에 각종 트러블이 생기게 된다. 또한 이런 가스들이 폐에서 가스교환을 통해 방출되면 심한 입냄새가 나게 된다.

2) 변비의 원인

① 식사습관

식사습관에 의한 변비의 주요원인은 섬유질은 부족하고 지방은 과다하게 섭취하는 습관이다. 섬유질은 사람의 체내에서는 소화가 되지 않는 물질로서 채소와 과일, 곡류에 많으며 섬유질의 팽창하는 성질에 의한 부피와 부드러운 형태가 대변이 딱딱해지고 건조해지는 것을 방지해 주며, 대장 내의 노폐물을 썩지 않게 발효시키고 흡착시켜 배출하며, 대변의 양을 늘려 대장의 운동을 활발하게 하고 배변을 용이하게 한다.

② 운동부족

운동이나 활동이 부족하면 소화기능과 대사기능이 떨어져 변비를 유발하게 된다. 사고나 질병으로 인해 오랫동안 누워있거나, 생활자체가 활동량이 부족한 환경이나 운동을 할 수 없는 환경에서 잘 발생한다.

③ 스트레스

정신상태가 불안정하면 소화기관에도 영향을 끼치게 된다. 두려움이나 분노, 우울, 스트레스, 긴장, 걱정, 강박관념 이러한 정신상태 모두가 소화기관의 기능을 멈추게 하고, 배설기관에도 큰 영향을 끼치게 된다.

④ 수분부족

대부분 물을 충분히 마셔야 하는 중요성을 잊고 산다. 성인의 정상적인 대사에 필요한 1일 수분 소요량은 3ℓ 이상이다. 신장에서 재흡수 하거나 식사로 충당하는 양이 1.5ℓ 고, 나머지 $1.5\sim 2\ell$

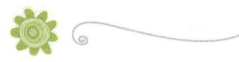

의 수분은 깨끗한 물을 반드시 마셔서 보충해야 한다.

  수분이 부족하면 체내의 독소가 배출이 안 되는 것은 물론이고, 신체 조직세포의 분비액도 걸쭉하고 탁하여 끈적거리는 상태가 된다. 그러한 결과는 대장 안쪽의 미끈미끈한 분비액이 굳어져 배변의 원활한 이동에 장애가 되어 변비를 유발한다.

  ⑤ 약물과용

  평소에 진통제나 제산제, 빈혈치료제, 고혈압치료제, 경구 피임약 등을 과용하면 변비를 일으킬 수 있다. 특히 변비가 있다고 하여 무조건 하제를 남용하게 되면, 정상적인 배변운동을 저하시키고, 직장의 배변반사가 약화되어 더욱 더 변비가 심해진다. 즉 직장 벽의 지각이 둔화되고, 장의 자연적인 기능이 약화되어 변의를 느끼지 못하게 된다.

  ⑥ 환경적 요인

  급격한 환경의 변화는 변비를 유발할 수 있다. 해외여행이나 장거리 여행을 하는 경우, 또 배변의 느낌이 있어도 참거나 그냥 지나쳐 버리면 변비가 생길 수 있다. 또한 지나친 긴장과 스트레스를 받는 환경에선 장운동을 저해하는 요인이 되어 변비가 나타날 수 있다.

⑦ 과민성대장증후군

현재까지는 정확한 원인은 알 수 없으나 경련성 대장으로 알려진 과민성 대장 증상은 대장의 경련이나, 변비와 설사가 번갈아 일어나며, 복통 또는 가스가 차고 복부 팽만감이 흔하게 발생한다. 긴장이나 스트레스로 악화되기도 하지만 특별한 원인이 없거나, 대장에서도 병변을 찾을 수 없는 경우가 많지만 과민성 대장도 변비의 일부 요인으로 보인다.

⑧ 기질적 변화

변비의 기질적 원인으로 추정이 되는 질환으로는 대장염, 대장궤양, 장협착, 신경성질환, 내분비 질환, 대사성 질환, 그리고 장기에 영향을 주는 전신질환 등이 있다. 이 질환들을 앓고 있으면 대변이 대장, 직장 또는 항문을 지나갈 때 장운동이 늦어지기 때문이다.

3) 변비의 좌훈요법

동의보감을 보면 『약을 태우면서 연기를 쏘이는 법[熏方]으로 대변이 나오지 않는 것을 치료한다. 주염열매(조각)를 사발에 담고 불을 붙여서 나무통 속에 넣은 다음 항문에 그 연기를 쏘이면 저절로 대변이 나온다[득효]』라고 언급되어 있다.

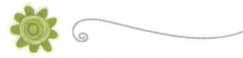

　이처럼 예전에도 변비의 치료법으로 좌훈을 사용했음을 알 수 있다. 좌훈을 하면 여성기관에 가장 근접해 있는 하복부의 혈액순환을 촉진시켜 노폐물이나 지방질이 몸 밖으로 쉽게 빠져 나온다. 또한 장의 운동이 활발해지기 때문에 변비도 해소된다.

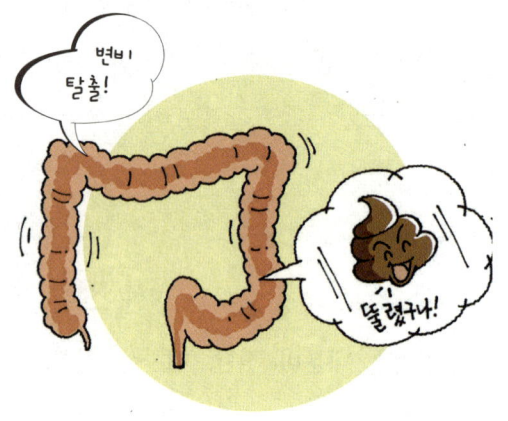

　변비를 해소하기 위해 좌훈을 할 때는 매일 한 차례씩 하는 것이 좋다. 이렇게 하면 대체로 일주일 안에 변비가 해소되며, 그 이후로 2~3일에 한 번씩 좌훈을 하여 변비를 예방해 주는 것이 좋다.

여드름(뽀루지)

　흔히 '청춘의 심볼'로 불리는 여드름은 사춘기에 접어든 청소년들의 호르몬 변화로 인한 일시적인 증상이라고 생각하기 쉬워 때가 되면 자연히 치유되는 것으로 소홀히 하거나 자가치료 등으로 흉터를 남기거나 나이가 들어 모공이 넓어지거나 잡티가 되는 경우가 많다. 여드름은 사춘기에 많이 생기고 발생부위는 얼굴과 가슴은 물론 심한 경우 등에까지 난다.

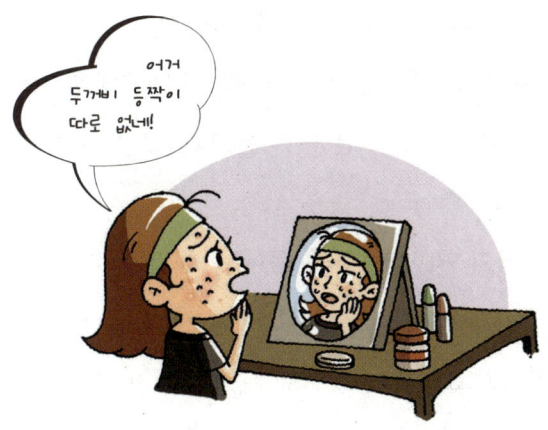

　사춘기가 되면 피지의 분비가 왕성해지는데 여드름은 피지의 분비과정에 문제가 생겨 발생하는 피지선과 모낭의 만성 염증성 질환으로 어떤 이유로 해서 모낭구가 막혀 피지가 배출되지 못하고

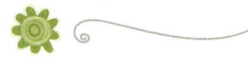

정체되면 모낭 속에서 굳어지게 되는데 이 현상이 여드름의 초기 상태이다.

이렇게 해서 모낭에 쌓인 피지 덩어리는 세균에 의해 분해되기 시작하고, 거기서 유리지방산이 형성되어 모낭벽을 자극하게 되면 진피내에 염증을 일으키게 된다. 때로 화농균이 작용하여 더 큰 변화를 가져오는데 이런 모든 상태를 여드름이라 한다.

한의학적 설명으로는 소화계통의 장애나 식생활, 정서적인 요인 등의 장애로 인하여 "기" 흐름의 경락 통로 중 얼굴을 감싸고 있는 위 경락과 대장 경락에 열이 쌓이게 되고, 이 열이 모공을 통해서 분출하게 되는 것이라고 할 수 있다.

한의학에서 모든 질병을 바라볼 때 가장 중요한 것 중 하나가 바로 통(通)이다. 통해야 건강하다는 말이고 막히면 아프고 탈이 난다는 의미다.

기혈의 흐름이 막히면 우리 몸에는 이런 저런 문제가 생긴다. 예를 들어 하복부의 기혈 순환이 어지러워져서 자궁에 문제가 생기면 자궁은 그 표현을 통증으로 내보내기 이전에 손발에 일차적으로 표시를 해준다. 즉, 손발이 차가워지는 것이다.

그리고 또 하나의 중요한 표현으로 얼굴, 특히 입술과 턱 주변에 뾰루지를 발생시킨다. 이 경우 한의학에서는 단순히 자궁의 문제만으로 보지 않고 하복부 기혈의 순환이 막힌 것으로 이해하는데 "단순히 어혈이다, 생리통이다, 생리주기의 변화다"라는 결론을 내리기보다는 하복부의 기혈순환이 막히고 통하지 못해서 일이 점점 커지기 전에 얼굴에 먼저 신호를 보내는 것이라고 이해하는 것이다.

여드름은 막혔다는 신호다. 우리 몸 안 어딘가가 잘못된 병리로 인하여 기혈의 흐름이 막혔다는 것이고 우스갯소리겠지만 모낭 역시 막혀서 피지가 통하여 나오지 못하는 게 바로 여드름이다. 여드름이란 것은 온 몸의 기혈이 두루두루 잘 통해야 재발하지 않는다.

1) 부위별로 본 여드름

한의학에서는 특정 장기의 이상이 열을 발생시키고 얼굴의 경락을 통해 열이 발산되는 과정에서 여드름이 생긴다고 본다.

🌱 이마 여드름

심장의 열과 모발에 의한 자극과 호르몬의 불균형으로 나타난다.

🌱 볼 여드름

위장과 간장 장애로 당분과 지방분의 과잉섭취로 인한 불균형한 식사 및 변비로 오는 경우가 많다.

🌼 등 여드름

폐와 혈액순환 장애와 등 부위의 과다한 피지분비로 인해 나타난다.

🌼 입 주위 여드름

자궁, 신장 장애로 생리전후나 냉증, 위장장애 및 비타민B2 , 비타민B6 부족으로 나타난다.

🌼 턱의 여드름

대장기능의 약화(변비), 생리전후와 빈혈 및 냉증, 칼슘 부족으로 나타난다.

🌼 목 여드름

주로 향수의 알레르기, 자외선, 호르몬 불균형으로 발생한다.

🌼 가슴 여드름

약하고 노화가 빠른 피부에 나타나는데, 호르몬의 불균형으로 초래된다.

2) 여드름(뾰루지)의 좌훈요법

여드름이나 뾰루지가 있을 때 좌훈을 하면 나왔던 것이 없어질 뿐 아니라 피부도 고와지고 탄력이 좋아진다. 그래서 여드름이 없는 사람도 일부러 좌훈을 하는 경우가 있다.

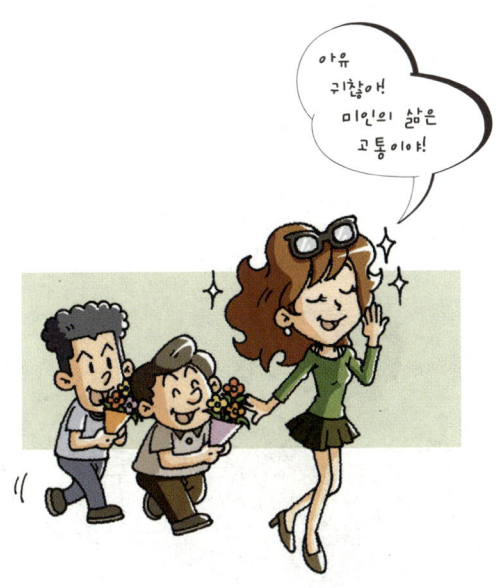

좌훈을 하면 일단 하복부의 순환이 좋아지기 때문에 자궁의 문제나 소화기의 문제로 여드름이 발생한 것을 개선할 수 있다. 이차적으로는 몸 전체의 순환이 좋아져 노폐물의 배설이 원활해지기 때문에 여드름과 뾰루지가 개선된다. 여드름, 뾰루지가 있는 사람은 좌훈을 매일 하는 것이 좋다.

복부비만

　과연 배가 어느 정도가 나와야 복부 비만이라고 판정할 수 있을까? 복부 비만은 대체로 허리(waist)둘레와 엉덩이(hip)둘레의 비율(W/H)로 측정한다.

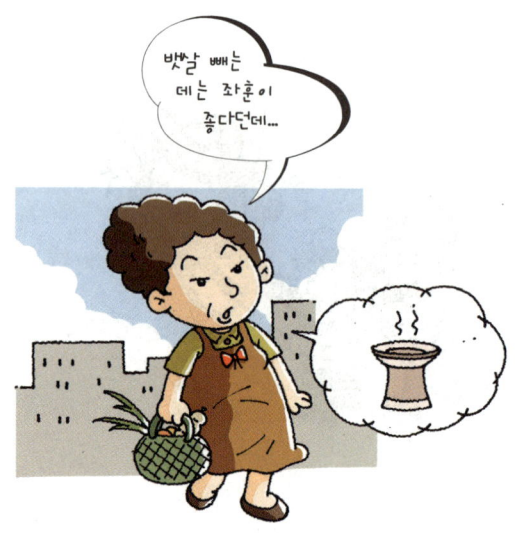

　보통 선 채로 숨을 내쉰 상태에서 측정하는데 기준은 나라에 따라 조금 다르다. 미국의 경우 남성은 0.95 이상, 여성은 0.8 이상을 비만으로 판정하고, 유럽에서는 남성은 0.9, 여성은 0.8 이상을 비만으로 판정한다.

우리나라에서는 아직 그 기준이 일정하지 않아 의사에 따라 다르지만 대체로 남성은 1.0, 여성은 0.9 이상을 기준으로 보고 있다.

1) 허리 & 엉덩이 둘레 비에 의한 복부 비만도
측정방법: 허리둘레/엉덩이둘레=복부비만도
엉덩이에서 둘레가 가장 넓은 부분을 엉덩이 둘레로 하고, 배꼽에서 2cm 정도 아래를 허리둘레로 한다.

2) 지방의 분포에 의한 복부 비만 형태
같은 복부 비만이라도 형태는 두 가지로 나뉠 수 있다.
① 피하형은 복강 밖 배의 피부 밑에 지방이 축적되는 것으로 즉, 복강과 배의 피부 사이 두께가 두꺼워지는 형태를 말한다. 피하형은 주로 성장기에 생기기 때문에 복부가 비만한 청소년들은 대부분 피하형이라고 보면 된다.

② 내장형은 위 주변의 막과 복강 내부 내장 사이를 가르는 장간막에 지방이 쌓여 살이 찐 것을 말하며 30대 이후 성인들에게 나타난다. 성인병과 관련이 깊은 것도 바로 이 내장형

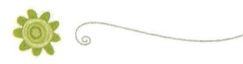

비만으로 팔, 다리 등 신체의 다른 부위는 살이 없고 말랐는데도 유독 배에만 잔뜩 살이 쪘다면 바로 내장형 비만이다.

3) 복부 비만의 원인

① 잘못된 생활습관

일의 연장이라는 명목으로 무리한 술자리가 자주 이어지며, 이때 과음과 과식을 피할 수 없게 된다. 또한 술을 마신 다음 날 아침은 거르게 된다. 직장에서의 스트레스는 또다시 술을 마시게 하고, 다음 날 아침은 또다시 굶게 만드는 악순환을 거듭하게 됨으로써 점차 복부 비만으로 향하게 된다.

② 일하는 환경

사무직에 종사하는 사람들의 경우 복부비만과 깊은 연관을 가지고 있다. 오전 9시 출근에서 오후 7시~8시 퇴근시간까지 하루 종일 컴퓨터 앞 또는 자신의 책상 앞에 앉아 있어야 한다.

출근부터 퇴근까지 10시간이 넘도록 오랜 시간 동안 의자에 앉아있는 사무환경은 복부에 지방이 쌓일 수밖에 없는 이유 중 하나이다.

③ 운동부족

요즘 사람들은 출퇴근 자체부터 거의 운동량이 없다. 집에서 회사까지 자동차로 출근을 하고 회사에서도 계단을 이용하기보다는 엘리베이터를 이용하고 저녁때에는 또 다시 자동차로 퇴근을 하고 근무하는 시간에는 주로 앉아 보내는 시간이 많아 특별히 운동을 할 시간이 없음은 물론이고 집에 와서도 피곤해서 조금도 움직이지 않는다.

④ 술

알코올은 1g당 7kcal의 열량을 가지고 있다. 즉 술을 많이 마시게 되면 높은 열량의 섭취로 인해서 체내의 지방이나 탄수화물이 분해되어 열량을 사용할 기회가 없을 뿐 아니라 하루에 필요한 열량 이상을 과잉 섭취하여 체내에 저장됨으로써 비만증이 되는 것이다.

⑤ 스트레스

현대인의 질병은 대개가 스트레스에서 발병한다고 말한다. 비만도 예외가 아니어서 정신적인 스트레스가 비만을 유발할 수 있다.

급성 스트레스가 있게 되면 식욕이 줄어들게 되고 만성 스트레스에 시달리게 되면 식욕이 오히려 증가하게 된다. 직장 상사나

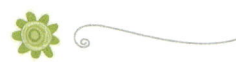

동료와의 갈등 그리고 가정과 사회에서 받게 되는 스트레스가 과음과 과식을 유발하게 되고 결국 이로 인해 열량 섭취가 많아져서 비만해지기 쉽다.

4) 좌훈 다이어트

좌훈을 하게 되면 자궁, 난소 등 여성기관 주위의 혈액, 림프 등의 순환이 원활해져 몸 안에 축적된 노폐물과 지방질을 말끔히 빼낼 수 있을 뿐만 아니라, 특히 자궁과 난소의 기능을 강화시켜 호르몬 분비가 원활하게 이루어지도록 유도한다.

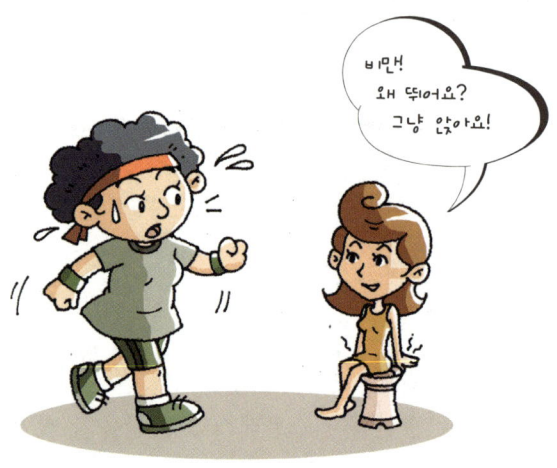

또한 뱃속에서 나와야 할 대변, 즉 아랫배에 남아있는 숙변을

제거함으로써 변비가 자연스럽게 해소되고 뱃살이 부들부들해지면서 자연스럽게 들어가 하복부 뱃살 다이어트에 아주 효과적이다.

특히 좌훈을 통한 살 빼기는 근육이나 수분이 아닌 체지방만이 빠져나가므로 몸속이 개운해지며 요요현상 없이 살을 뺄 수 있는 장점이 있다.

산해진미에 먹을 것을 주체할 수 없었던 양귀비가 아름다운 몸매를 가질 수 있었던 비결이 바로 좌훈이었다. 좌훈으로 노폐물을 제거하고 아름다운 피부를 유지할 수 있었던 것이다.

서울 ○○한의원의 ○○박사는 대개의 경우 1일 2회 좌훈을 하면 1개월에 4~6kg 정도의 뱃살이 빠지고 3개월 정도 이루어지면 8~12kg의 체중감소가 가능하다고 말한다. 여기에 생리가 편해지고 배란이 잘 되므로 피부의 기미 등 노폐물이 제거되므로 일석이조의 효과를 볼 수 있다.

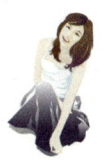

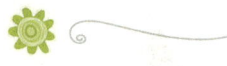

치질

　세상에 병들도 많긴 하지만 그중에서도 가장 내색하기 곤란한 것이 바로 항문병이다. 이 항문병 중에서도 가장 많은 것이 치질인데, 이 병은 남 앞에서 발설하기조차 부끄럽고 쑥스럽다. 우리 신체 중에서도 가장 불길하게 느끼는 부위인데다, 용기를 내어 말을 꺼내더라도 주위 사람들이 병 같지 않게 생각해 그냥 웃어넘기기 일쑤이기 때문이다. 마치 환자가 평소에 청결을 유지하지 못한 죄라도 있다는 듯이 말이다.

　치질 환자를 더욱 괴롭히는 것은 환부를 자기 눈으로 직접 볼 수 없다는 점이다. 물론 거울을 밑에 놓고 비춰볼 수는 있으나, 여간 성가신 게 아니다. 게다가 환부가 징그럽고, 사람의 가장 중요한 부위와 연결되어 있어 웬만큼 용기를 내지 않고는 쳐다보는 것조차 어렵다. 자기 스스로도 그런데, 하물며 남 앞에 내보이기는 얼마나 어렵고 힘들겠는가! 그래서 치질은 부부 간에도 잘 보여주지 않는 병이다. 이렇게 드러내기 어려운 병이기 때문에 대부분의 치질환자들은 벙어리 냉가슴을 앓는다.

치질이란 항문질환을 통칭하는 일반용어로 정확한 병명은 아니나 항문질환 중 대부분이 치핵이기 때문에 치질과 같은 의미로 쓰기도 한다.

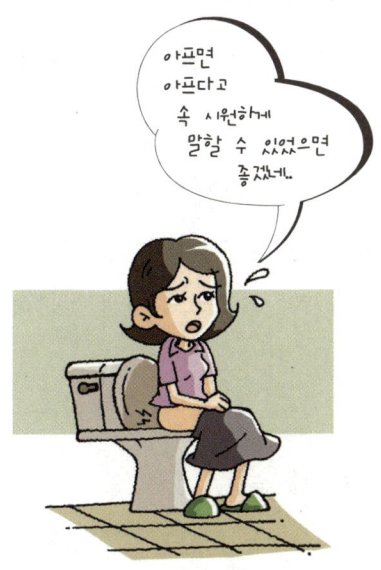

항문 및 직장하부에는 정맥혈관들이 그물처럼 모여 있는데 이 정맥들이 여러 원인에 의해 주변조직까지 늘어나 덩어리를 형성하여 밑으로 빠지거나 출혈, 혈전증 등의 문제가 발생하여 항문부가 붓고 통증이 생기는 등의 문제가 일어나는 것이 치핵(치질)이다.

1) 치질의 원인

① 혈액순환의 장애

오래 앉아 있거나 서서 일하는 사람은 항문에 압력이 많이 가해지므로 치질이 생긴다. 평상시 직장 안의 압력은 20~24mmHg이었던 것이 배변시 힘을 가하면 직장내압이 120~200mmHg로 상승한다.

항문의 압력은 누워 있을 때보다 서있을 때에 약 3배의 압력이, 쪼그리고 앉아서 변을 볼 때 6~10배의 압력이 작용한다. 그리고 항문부위 정맥은 정맥판이 없으므로 쉽게 항문정맥을 팽창시켜 치질이 발생한다.

② 자극성 강한 음식과 음주

맵고 짠 음식, 후추, 음주는 항문을 자극하게 되기 때문이다.

③ 유전적 요인

부모의 항문주위가 약하면 자식들도 그 영향을 받는다.

④ 오랜 설사, 심한 기침, 잦은 관장

오랜 설사, 잦은 관장은 항문점막이 충혈되어 치질에 걸리기 쉽고 심한 기침 역시 항문에 압력을 높여주어 치질이 악화되기 쉽다.

⑤ 임신, 출산, 변비

임신과 출산과정에서 자궁이 항문을 눌러 압력을 받게 되고 변비 역시 항문부의 압력을 높인다.

2) 치질에 잘 걸리는 체질!

신문을 들고 화장실로 가는 사람이 많다. 바쁜 아침 시간에 다른 사람은 급해서 발을 동동 구르는데 신문을 다 보고 미안해하는 기색도 없이 나온다. 이런 사람은 1년만 지나면 치질이 생긴다.

화장실에서 끙끙 힘을 쓰는 사람이 있다. 비지땀을 흘리면서 나오는데 무슨 큰일을 치르고 나온 사람 같다. 이런 사람도 치질에 잘 걸린다.

완벽주의자, 깔끔한 성격의 사람에게 치질이 많다. 또한 머리가 좋고 친구를 좋아하며 무슨 일이든 파고드는 성격의 소유자에게 치질이 잘 발생한다. 여성은 미인에게 치질이 많다.

3) 치질과 술

술은 확실히 치질에 좋지 않다. 술을 마시면 간이 부으면서 항문의 피가 간으로 들어가지 못하고 거꾸로 역류하므로 치질이 생

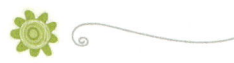

기며 출혈을 많이 하게 된다. 그래서 애주가들에게 치질이 많고, 술을 마시면 항문에서 피가 나오는 것이다.

4) 여성의 치질

여성들은 특히 치질이 있어도 웬만큼 심하게 아프지 않으면 참는 경향이 있는데, 이것은 미련한 짓이다. 의료인에게 항문과 음부를 내보인다는 것이 부끄럽다는 이유 때문인데, 부끄럽다는 마음을 버리고 초기에 완치해야만 하는 것이 항문병이다.

여성들은 남성들보다 특히 신경이 예민하고 환경에 민감해서 대변을 보고 싶은 마음, 즉 변의가 있어도 즉시 배변하지 못하는 경우가 많다. 장소를 옮긴다든지, 특히 여행을 간다든지 하면 제대로 대변을 보지 못하는 경우도 있고, 대변 볼 장소가 마땅치 않거나 화장실이 조금만 불결해도 대변을 보지 못하는 여성들도 있다. 또한, 바쁘고 시간에 쫓겨서 여유가 없다든지, 기분이 좋지 않은 일이 생겨 스트레스만 받아도 대변을 못 보는 여성들도 있다. 이런 여성들은 직장에 대변이 오래 머무르게 되므로 변비가 생기게 된다.

또, 여성들은 배란기부터 월경 때까지는 황체호르몬의 영향을 받게 되는데, 이때에도 변비가 많이 생긴다. 게다가 여성들은 소위

무력체질인 경우가 많은데, 이런 여성들은 위나 내장 등이 처져 있게 되고, 대장이 대변을 밀어 내는 운동도 약해진다. 식사량에 있어서도 여성들은 남성에 비해 지나치게 적게 먹는 경향이 있고, 미용이나 살빼기작전 등으로 다이어트를 한다고 하여 더욱더 적게 먹는 사람들이 많은데, 이런 여성들은 대변의 양도 적으면서 변비가 오는 경향이 있다.

여성의 경우 특히 임신 중에 치질이 심해지는 일이 많다. 이것은 임신이 되면 황체호르몬의 작용이 왕성해지면서 변비가 더 심해지는 경향이 있기 때문이다. 또 임신 후반기가 되면, 자궁이 점점 커지면서 장을 압박해 변비가 심해진다. 태아가 점점 자라고 자궁이 커지면서 하복부에 혈액이 울체되어 피순환이 잘 되지 않으면서 치질이나 탈항이 악화되는 경우도 많다.

여성들의 치질이 결정적으로 악화되는 때는 출산할 때이다. 출산시 무리하게 힘을 주기 때문에 치질과 탈항이 더욱더 커지고 악화되는 것이다.

5) 치질예방법
① 아침식사를 하지 않는 사람
가급적이면 아침식사를 꼭 하는 것이 좋다. 아침에는 대개 위가

비어 있게 되는데, 이때 아침식사를 하면 위·대장 반사가 일어나서 대변을 원활하게 볼 수 있다. 어떤 사람은 우유 한 잔에 빵 한쪽으로 아침식사를 대신하는데, 이것은 바람직하지 않은 식사법이다. 아침을 먹지 않는 사람은 위장병이나 변비에 걸리기 쉽고, 변비에 걸리면 치질은 당연히 걸리게 된다.

② 술을 즐겨 마시는 사람

술은 치루나 치질에 절대적으로 해롭다. 치질은 항문의 정맥총에서 발생한다. 정맥총은 정맥혈관이 뭉쳐 있는 곳이다. 술을 마시면 혈액순환이 촉진되어 정맥총으로 많은 양의 혈액이 공급되지만, 이것들이 빠져 나가기가 어려워 혈액순환이 되지 않고 울체되어 있게 된다. 치질이 있는 사람이 만취상태로 잠든 후 다음날 일어나 보면, 치질이 하룻밤 사이에 충혈되고 커져 있음을 알게 된다.

치루는 항문에 염증이 생겨서 썩는 병인데, 술은 염증을 더욱더 촉진시킨다. 치루환자가 술을 마시면 내장 속으로 염증이 갑자기 파급되어 위험한 지경에 이를 수도 있다. 그래서 치루환자가 술을 마시는 것은 석유통을 들고 불 속으로 뛰어드는 것과 같은 위험한 짓이다.

③ 의자에 오랫동안 앉아 있는 사람

의자에 너무 오래 앉아 있으면 항문이 압박돼, 항문 근처에 혈액이 울체되어 치질이 생기기 쉽다. 축구선수나 농구선수 등은 항문을 압박하는 시간이 적으므로 치질이 거의 생기지 않는다. 그러나 운전을 오래해야 하는 운전기사나 사무실 의자에 앉아서 오랜 시간 동안 일해야 하는 직장인들은 언제나 항문을 압박하는 형태의 생활을 하므로 치질에 걸리기 쉽다. 그러므로 너무 장시간 앉아 있는 것은 피하는 것이 좋다.

④ 괴로운 일이 있으면 잠들지 못하는 사람

신경이 예민한 사람은 무슨 일이 있으면 민감하게 반응한다. 어떤 사람들은 괴로운 일이 있으면 잠들지 못하고 불면증에 시달리기도 하는데, 이런 사람들은 치질에 걸리기 쉽다. 세상을 둥글둥글, 무던하게 지내도록 하자.

⑤ 목욕을 자주 하지 않는 사람

목욕을 자주 하면 혈액순환이 좋아지고, 항문정맥총의 피순환도 좋아진다. 그러므로 따뜻한 물에서 전신욕을 즐기는 것도 좋고, 항문좌욕을 하는 것도 좋으며, 항문에 샤워기를 대고 항문샤워를 하는 것도 좋다.

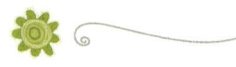

⑥ 변비나 설사가 자주 있는 사람

변비가 있으면 치질이 잘 생긴다는 것은 기정사실이다. 딱딱한 대변을 억지로 보다가 항문이 찢어진다든지 하는 상처를 받기 때문이다. 변비는 규칙적으로 식사를 하며 상추, 양배추, 배추 등의 채소류와 미역, 잡곡식 등 섬유소가 많이 포함된 음식을 적당히 먹으면 개선될 수 있다. 설사를 하면 항문선으로 세균이나 독소가 침범하여 치루가 생기기 쉽다. 변비와 설사는 모두 항문병에 좋지 않으므로 가급적 빨리 치료받도록 해야 한다.

⑦ 화장실에 너무 오래 앉아 있는 사람

화장실에 가서 신문도 보고, 잡지도 보고, 이런저런 생각도 하면서 세월없이 앉아 있는 사람들이 있다. 이런 사람들은 치질이나 탈항에 걸리기 쉽다. 화장실에 너무 오래 앉아 있으면 항문이 밑으로 처지게 되면서 오랜 시간을 끌게 되므로 항문 혈액순환이 잘 안 되고 울체되기 쉽다.

변의를 느끼면 참지 말고 가급적 빨리 화장실에 가서 대변을 보되, 대변은 5분 안에 완전히 보는 것이 좋다. 이때 손으로 배를 꾹꾹 눌러 쓰다듬어 내리면서 대변을 보면 직장에 잔류되는 변이 없이 완전히 배설하는 데 도움이 된다.

⑧ 가족 중에 치질이 있는 사람

의학 용어에 '가족력'이라는 것이 있다. 체질은 부모로부터 어느 정도는 물려받는다. 항문 역시 부모로부터 건강하게 타고나는 사람도 있고, 약하게 타고나는 사람도 있다. 그러므로 부모에게 치질이 있는 사람은 자신도 치질에 걸릴 확률이 높다고 볼 수 있다. 그러나 언제까지나 조상 탓만 할 수는 없는 일, 평소에 변비를 없애고 항문을 입술처럼 잘 모시는 습관만 들인다면 후천적으로 치질은 어느 정도 예방할 수 있다.

6) 치질의 좌훈요법

동의보감의 치질치료편에 다음과 같이 수록되어 있다.

치질에 연기를 쏘이는 방법(熏痔法)

① 5종의 치질과 치루에 농혈[膿血]이 나오는 것을 치료하는 데는 고슴도치가죽(자위피)과 석웅황(웅황), 비빈 약쑥(熟艾)을 함께 넣고 거칠게 가루내어 쓰는데 질그릇에 넣고 태우면서 그 위에 앉아 연기를 쏘인다. 3일이 지나서 다시 쏘여야 하는데 세 번만 하면 낫는다. 이때에는 닭과 돼지고기, 물고기, 날 것, 찬 것, 독성이 있는 음식을 먹지 말아야 한다.

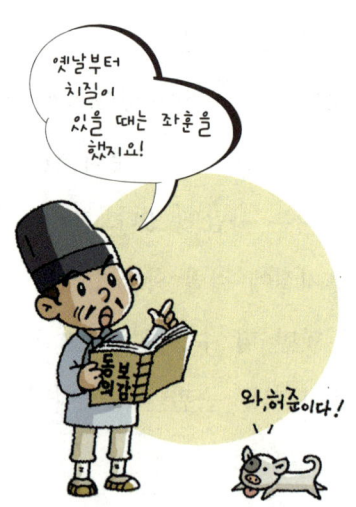

② 5종의 치질과 치루를 치료하는 데는 뱀장어를 쓰는데 불에 태우면서 항문에 그 연기를 쏘이면 낫는다. 가물치(여어)로 하는 것도 좋다.

③ 또 한 가지 방법은 다음과 같다. 구덩이를 파고 여기에 죽은 뱀 1마리를 넣고 태우면서 그 위에 구멍이 있는 널판자를 덮는다. 그 다음 판자구멍 위에 앉아서 연기를 쏘이면 낫는다.

이처럼 치질, 치루 등 각종 항문질환에 김을 쏘이게 되면 항문 주변의 충혈이 풀어지고 치질 덩어리가 줄어들어 없어지거나 딱지가 앉아 떨어지므로 어느 치료보다 효과도 빠르고 재발도 거의 없다.

치질을 치료하기 위해 좌훈을 할 때는 일주일에 3~4회 꾸준히 하는 것이 좋다. 좌훈을 2~3회 정도 하면 배변 후 출혈이나 통증이 완화되고, 10회 이상 하면 상당부분 호전된다. 다만 좌훈을 하다보면 증상이 더 심해지는 경우가 있는데, 이는 울혈된 부분이 풀어지는 과정에서 나타나는 것이므로 걱정할 필요는 없다.

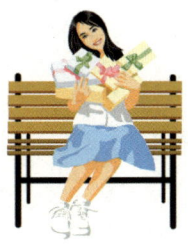

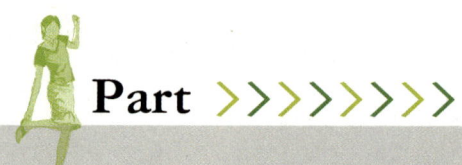 Part >>>>>>>>

04

이런 것도 좋아진다!

여자를 살리는
 좌훈요법

어깨결림

"병원에서는 아무런 문제가 없다는데, 왜 이렇게 아프죠?"
"어깨가 아파서 밤에 잠을 못자요"
"낮에는 괜찮은데 밤에는 정말 견디기 힘들어요."

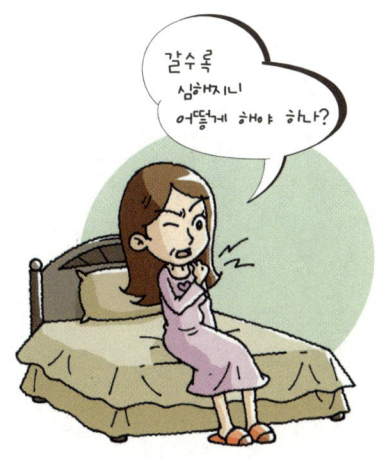

 요즘 어깨결림을 호소하는 사람이 부쩍 늘어났다. 하루 종일 책상 앞에 앉아서 일을 하는 사람이 늘고 있는 것도 원인 중에 하나일 것이다. 여성은 나이가 들면서 어깨 통증이나 결림을 호소하는 경우가 많다. 이는 나이가 들수록 근육이 퇴축되고 경결되기 때문이다. 따라서 검사상에는 아무런 문제점을 발견할 수 없어도 통증

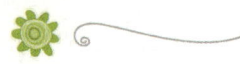

이나 결림이 나타나는 것이다.

　근육의 퇴축과 경결을 풀기 위한 방법은 다양할 수 있지만 좌훈도 그 중에 속한다. 좌훈을 통해 전신의 혈액순환을 좋게 하면 어깨의 근육도 풀어지기 때문이다. 따라서 어깨결림이 있는 여성에게 좌훈은 많은 도움이 될 것이다.

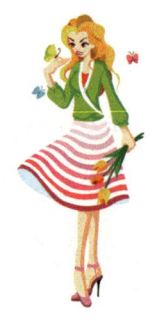

부부관계 개선

 현재 우리나라 노인의 평균수명이 점점 길어지고 있다는 것은 역사상 어느 시기보다도 노년기 부부관계가 연장되었음을 의미한다. 즉 자녀를 모두 떠나보내고 부부만이 함께 보내는 기간이 점차 길어지고 있는 것이다.

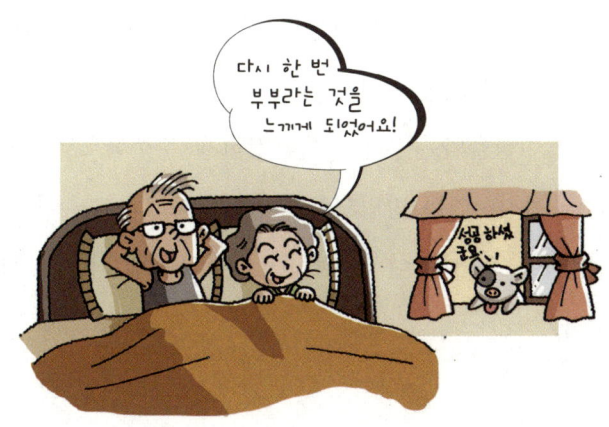

 길어진 노년기를 행복하게 보내기 위한 조건에는 여러 가지가 있겠으나 만족할만한 성생활을 누리는 것은 매우 중요하다고 할 수 있다. 의학적으로도 성생활을 하고 있는 노인들이 그렇지 않은 노인들에 비하여 삶의 만족도가 더 높은 것으로 밝혀져 성생활에 대한 노년층의 인식도와 삶의 만족도는 정비례한다고 할 수 있다.

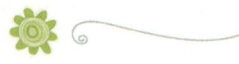

　만족할만한 성생활은 부부 사이의 진정한 사랑이 전재되어야 한다. 그러나 사랑이 있더라도 나이가 들수록 진행되는 성기능의 약화는 어쩔 수 없다. 특히 여성의 성기능 약화에는 이렇다 할 약물이 없다는 것이 문제인데, 좌훈이 해답이 될 수 있다.

　좌훈을 하면 생식기 주변의 혈액순환이 좋아지기 때문에 성욕도 강해지고 성생활의 만족감도 높아진다. 미인의 대명사인 양귀비도 좌훈으로 성감을 높였다는 말이 전해진다.

　중국 황실에서는 좌훈으로 여성의 질을 강하게 수축시킴으로 남성들의 성감과 쾌감을 증대시키는 가장 좋은 방법으로 사용하였다. 뿐만 아니라 여성들의 늘어진 질을 강하게 수축함으로 여성 성불만과 성감을 촉진시키는 방법으로 사용되었다고 한다. 이런 점에서 볼 때 노년기에 접어든 여성이나 중년 여성에게 좌훈은 필수적이라고 하겠다.

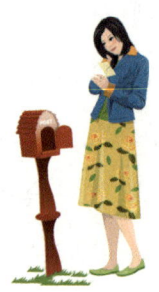

생식기 가려움증

외음부에 가려움증이 생겨 말 못할 고민을 갖고 사는 여성이 많다. 여성의 외음부는 여러 가지 원인에 의해 소양감이 흔히 발생하는 부위인데, 진균증의 하나인 질 칸디다증이 가장 흔한 원인 중의 하나이며 임신 중에도 잘 발생한다. 그 외의 원인으로는 트리코모나스질염, 패드나 피임약, 질 세척액, 콘돔 등에 의한 접촉피부염, 요실금, 당뇨병 등이 있으며, 중년 이후의 부인에서는 외음부에 색소가 침착되며 위축되는 경화성 위축성 태선이 흔한 원인이 될 수 있다. 외음부 가려움증은 신경성으로도 생길 수 있다.

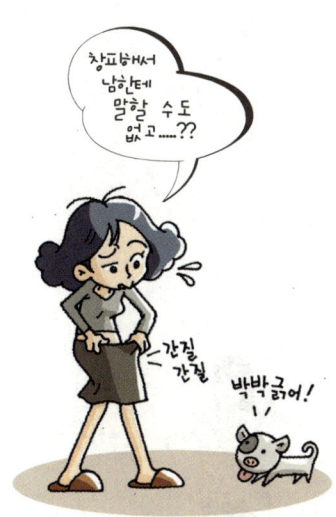

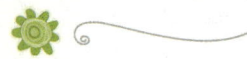

    이처럼 외음부 가려움증이 생겼을 때 좌훈을 하면 도움이 된다. 좌훈으로 통해 생식기 부위의 혈액순환이 강화되면서 감염원이 없어지기 때문이다.

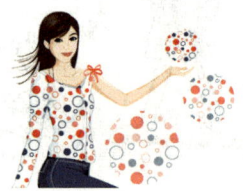

생리량이 적은 경우

젊은 나이임에도 불구하고 생리량이 많지 않은 것은 문제가 있다. 몸 전체적인 건강상태가 좋지 않다는 증거일 수 있고, 임신의 확률이 떨어질 수 있다. 따라서 결혼 전에 생리량이 줄었을 때는 적절한 관리를 통해 정상으로 회복시켜 주어야 한다.

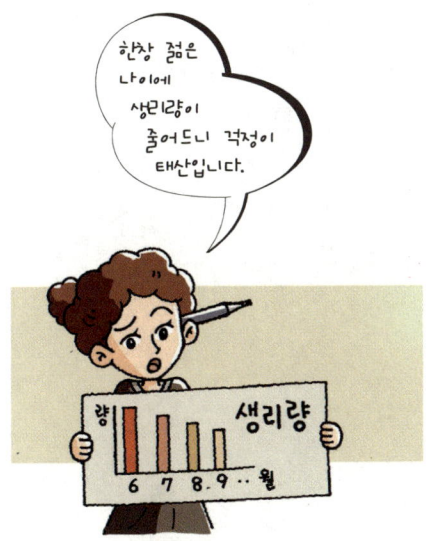

중년 부인에게 생리량이 줄어드는 것도 문제이다. 나이가 들면서 나타나는 자연적인 결과라면 문제가 없겠지만 자궁의 기능적인, 또는 기질적인 문제 때문에 생리량이 줄어들 수 있기 때문이다.

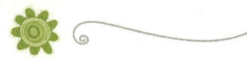

이 경우 병원에서 검사를 하여 적절할 치료를 해야 하지만, 수술적인 치료가 필요한 경우가 아니라면 좌훈을 꾸준히 하여 생리량이 정상으로 돌아오는 경우가 많다.

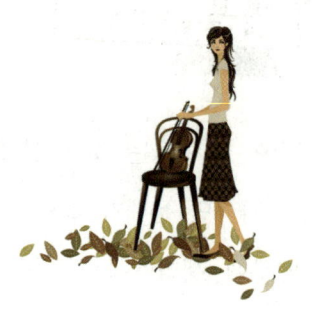

생리가 중단된 경우

 규칙적이던 생리가 갑자기 중단되는 것은 몸에 문제가 발생했다는 신호이다. 예를 들어 중병에 걸렸거나 사고로 체력소모가 많아진 경우에는 생리가 중단될 수 있다. 또한 자궁에 문제가 있을 때도 생리가 중단된다. 따라서 임신기, 수유기, 폐경기(이후) 이외의 기간에 생리가 중단되었을 때는 병의 원인을 찾아 적극적으로 치료를 해야 한다. 이와 함께 좌훈을 해주면 빠른 기간 내에 생리가 정상화 될 수 있고, 인체의 회복력도 빨라진다.

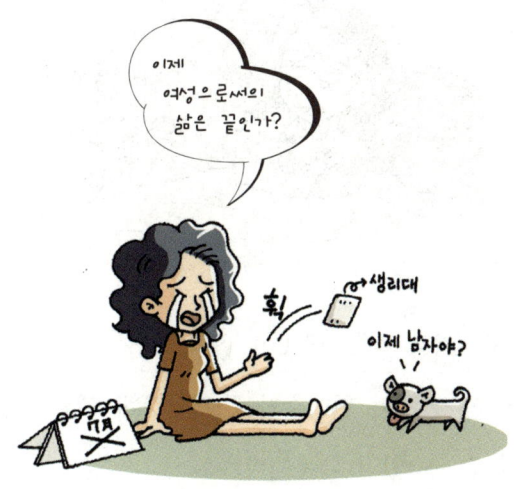

불면증

습관적으로 잠을 이루지 못하며, 짧고 단속적인 수면, 얕은 수면, 꿈을 많이 꾸는 수면 등 수면의 양이나 질에 문제가 되는 경우가 불면증에 해당된다. 불면증은 겪어보지 못한 사람은 알 수 없을 정도의 고통이 따른다. 또한 만성적인 불면상태는 두통을 유발시키고 소화불량을 일으키며, 짜증을 잘 내는 등 일반적인 신경쇠약 증세를 유발하기도 한다.

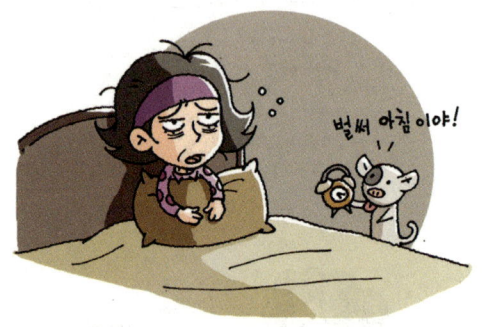

불면증을 치료하는 여러 방법이 있지만, 좌훈을 하는 것도 많은 도움이 된다. 몸 전체의 혈액순환을 원활하게 해주면 마음이 안정되어 잠을 잘 잘 수 있기 때문이다.

요실금

　요실금은 자신의 의지와 관계없이 오줌이 새는 질환을 말한다. 하지만 새는 것이 오줌만이 아닌 젊음도 새고 자신감도 함께 새는 것이 문제가 된다. 요실금은 삶의 질을 매우 떨어뜨리는 질환이므로 숨기지 말고 반드시 치료를 받아야 한다.

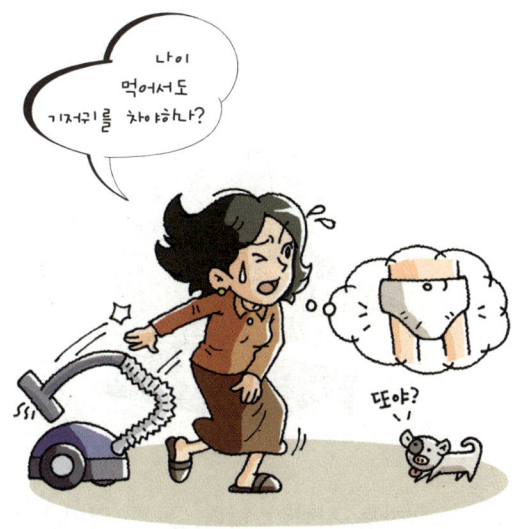

　요실금을 치료하는 방법으로 골반저근을 강화하는 운동요법이 있는데, 이러한 운동을 하면서 좌훈을 해주면 보다 큰 효과를 볼 수 있고, 인내를 가지고 꾸준히 한다면 완치에 이를 수 있다.

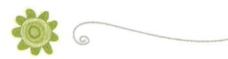

소화가 안 되는 사람

"나이가 들수록 소화가 안돼요"
"신경만 쓰면 체한 느낌이 듭니다."
"항상 더부룩하고 가스가 차요"

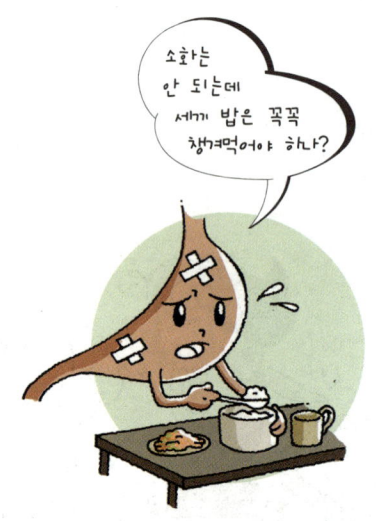

소화불량으로 고생하는 사람이 많다. 물론 원인은 다양하겠지만 염증이나 기질적인 병변이 없음에도 만성적으로 소화가 잘 안되는 것이 문제이다.

이것은 대부분 소화기능이 저하되어 있기 때문인데, 질병이나 과로로 몸이 약해졌거나 나이가 들면서 소화기능이 떨어진 것, 또는 신경성으로 소화력이 약해진 것이 원인이라고 할 수 있다.

이 경우 좌훈을 하면 소화력이 좋아질 수 있다. 전신의 혈액순환이 좋아지면서 소화기능도 좋아질 수 있기 때문이다. 특히 평소 추위를 많이 타면서 손발이 찬 사람에게 적합하다.

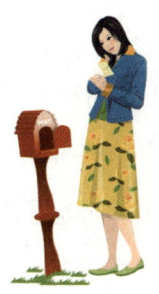

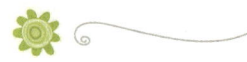

나잇살로 걱정하는 사람

나이가 들면서 난데없는 나잇살로 고민을 하고 있는 사람들이 늘고 있다. 특히 얼굴 인상마저 변하게 만드는 얼굴 나잇살들은 처치곤란일 정도이다.

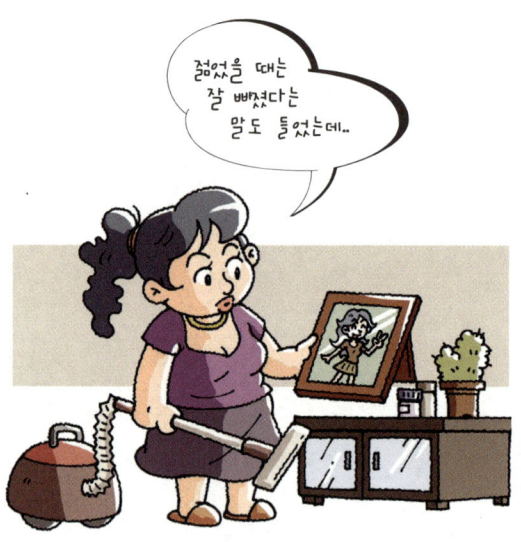

나잇살은 나이가 들면서 축적돼 빠지지 않는 살을 말한다. 즉 20대 후반을 고비로 30세가 되면 우리 몸은 살이 찌는데 1살 먹을 때마다 1%씩 기초대사량이 떨어지면서 20세 후반을 경계로 예전

과 똑같이 먹고 똑같이 움직여도 살이 찌는 것을 막을 수 없게 되는 것이다.

이처럼 나잇살로 걱정이 많을 때는 좌훈을 하는 것이 도움이 된다. 좌훈으로 몸을 따뜻하게 하면 전신적인 순환이 활발해져 혈색도 좋아지고 나잇살도 빠질 수 있기 때문이다.

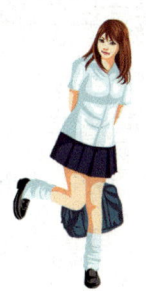

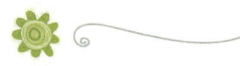

전립선질환

　전립선 질환은 비뇨생식기 질환 중 가장 흔한 질환으로 전체 남성의 15~20%는 전립선에 의해 직간접적으로 후유증을 앓고 있으며, 인구의 고령화와 식생활의 서구화로 전립선 환자들은 갈수록 늘고 있다.

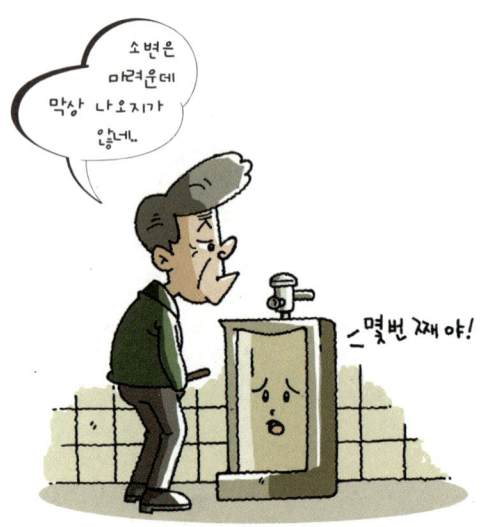

　대표적인 전립선 질환으로는 전립선 비대증, 전립선염, 전립선암 등이 있다. 한국인의 전립선질환은 서양인에 비해 전립선염이 많으며, 전립선암의 빈도는 매우 낮고, 노인 인구의 증가로 전립선 비

대중의 빈도는 점차 증가하고 있다.

전립선염은 만성질환이다. 만성 전립선염의 경우 항생제를 투여하여도 치료 효과를 잘 볼 수가 없는데, 이는 전립선의 위치가 인체 깊숙한 곳에 위치해 있고 세포가 특수 지방세포로 구성되어 약물이 잘 침투할 수 없기 때문이다. 이런 문제점 때문에 좌훈의 필요성이 부각된다고 할 수 있다.

좌훈을 하면 원적외선 열이 깊숙이 침투하여 혈행을 개선하고 면역을 강화 및 활성화 하여 전립선염이 비교적 쉽게 개선된다.

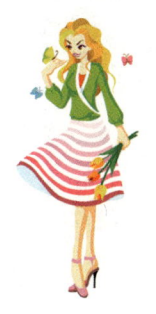

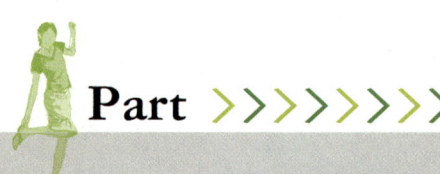

05

좌훈을 하는 방법

여자를 살리는
좌훈요법

1) 방법

- 일단 좌훈을 시작하면 꾸준히 하는 것이 중요하다. 어떤 약이나 치료법도 한 번에 효과를 보는 경우는 많지 않다. 특히 좌훈을 해야 하는 질환들은 만성적인 경우가 많기 때문에 더욱 그러하다.

- 좌훈을 할 때는 하의(下衣)를 벗고 좌훈기에서 나오는 열과 김에 노출되게 하며, 목 윗부분을 제외한 몸 전체를 가운으로 덮는 것이 좋다. 이렇게 해야 몸에서 열이 빠져나가지 않기 때문이다.

- 좌훈을 하는 동안에는 몸을 따뜻하게 하는 차나 음료를 마시는 것도 도움이 된다.

- 좌훈을 하면서 족욕을 해주면 더욱 효과가 좋다. 단, 습식 족욕보다는 건식 족욕이 더 좋다.

- 좌훈을 한 이후 1시간 정도는 몸을 따뜻하게 보온하는 것이 좋다.

- 좌훈을 하면서 땀이 났더라도 2시간 이후에 샤워를 하는 것이 좋다. 샤워로 인해 몸이 냉해질 수 있기 때문이다.

2) 주의사항

🌼 좌훈에 적당한 시간은 40분 정도이며, 1시간 이상 무리하게 오래 앉아있는 것은 좋지 않다.

🌼 좌훈을 하는 도중에 이상한 증상이 나타날 때는 잠시 휴식을 취한 후에 다시 한다.

🌼 고온상태로 좌훈을 너무 오래하면 화상을 입을 수 있으므로 주의해야 한다.

🌼 당뇨병을 앓는 분은 저온화상을 입을 우려가 있으니 주의해야 한다.

🌼 통증이나 출혈이 나타나면 즉시 중지해야 한다.

🌼 불임 때문에 좌훈을 하다가 임신이 되었다면 좌훈을 더 이상 할 필요가 없다.

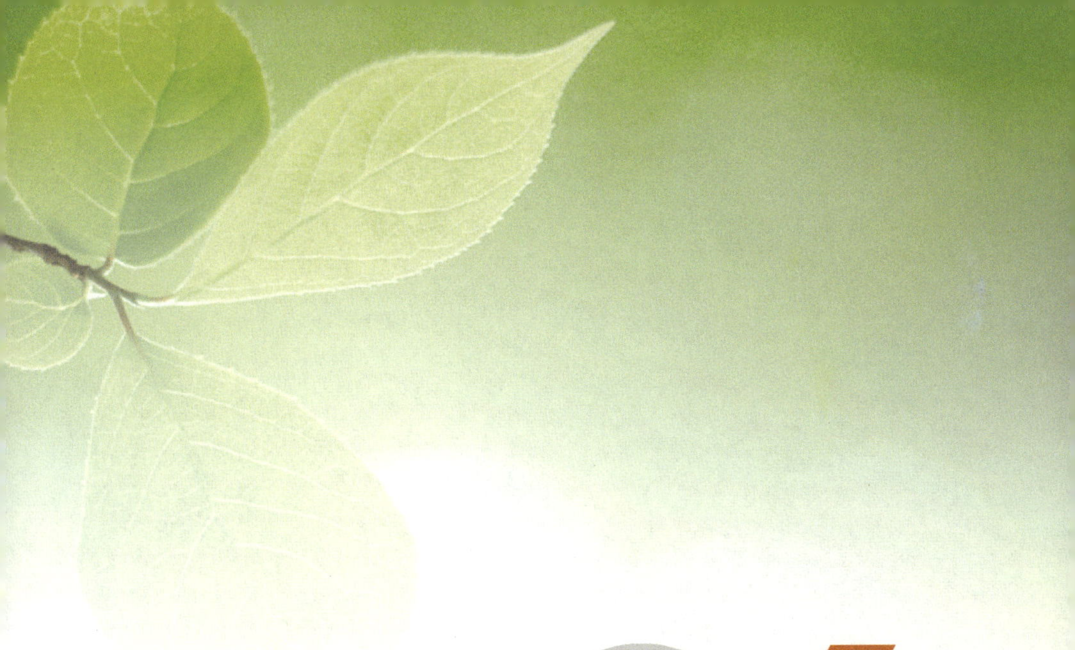

06

좌훈으로 치료된 사례

여자를 살리는

냉증

○○○ 36세 직장인

손발이 너무 차가워서 겨울나기가 너무 힘들었었다. 잘 때는 반드시 양말을 신고 자야했다. 여름에도 손발이 시리고 한기를 느끼기 때문에 반팔 옷은 잘 입지 않았다. 그런데 좌훈을 몇 달 동안 꾸준히 하고부터 손발이 따뜻해지고 추위도 덜 타게 되었다. 너무 신기한 일이 아닐 수 없다. 여태까지 여러 치료를 받았지만 좌훈만큼 좋은 것이 없는 듯하다.

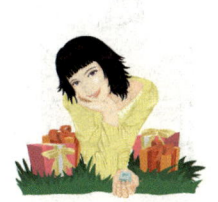

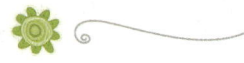

생식기 가려움증

○○○ 48세 주부

여성의 음밀한 곳이 가려워서 오랫동안 고생했어요. 누구에게 속 시원하게 말도 못하고 심할 때마다 병원에 가서 약을 먹으면서 버티곤 했는데, 집 앞에 있는 좌훈을 하는 곳이 있어 꾸준히 3개월 동안 했더니 가려움증이 완전히 없어졌어요. 좌훈의 효과가 너무 큰 것 같아요.

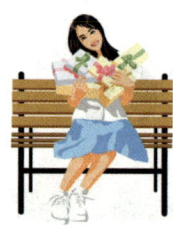

냉대하

○○○ 40세 주부

냉이 많아서 항상 팬티가 젖어 있었는데, 좌훈을 3개월 동안 했더니 완전히 정상으로 돌아왔어요. 손발도 따뜻해지고 컨디션이 좋아지니 항상 웃고 다니게 되었습니다. 지금은 저희 딸도 생리통 때문에 좌훈을 하고 있습니다.

○○○ 29세 직장인

예전부터 냉이 많았는데 나만 그런 것이 아니겠거니 하고 크게 생각하지 않았다. 그러던 중 좌훈을 하면 냉이 줄어든다는 말을 듣고 하게 되었는데, 좌훈을 하면 확실히 냉의 양이 줄어들고 색도 더 옅어지는 것을 느낄 수 있었다. 꾸준히 하면 완전히 좋아질 것으로 생각한다.

불임

○○○ 여32세 직장인

여자는 아랫배가 따뜻해야 임신이 된다는 말을 많이 들었다. 결혼한 지 3년이 지나도록 임신이 되지 않아서 마음이 조급해졌다. 별다른 검사나 치료를 하지 않은 상태에서 아는 분의 소개로 좌훈을 하게 되었는데, 3개월 이후에 임신이 되어 너무 기뻤다. 좌훈을 하면서 아랫배가 따뜻해져서 임신이 되었다고 생각하기 때문에 불임으로 고생하는 분들에게 추천해주고 싶다.

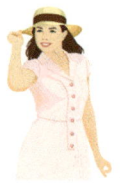

생리불순

○○○ 33세 직장인

저는 생리량이 매우 적은 편이었는데, 좌훈을 하고부터 생리량이 늘었어요. 생리기간이 5일에서 1주일 정도 되어야 정상이라고 하는데, 저는 3일 만에 끝났고 생리량도 매우 적었습니다. 그러나 좌훈을 하면서 생리량이 늘었을 뿐 아니라 생리기간도 길어지고 생리혈도 선명해졌어요. 또한 몸이 따뜻해지면서 손발도 따뜻해지니 기분도 좋아집니다.

○○○ 29세 직장인(미혼)

저는 생리량이 본래 적어서 정상이 아니라는 생각을 늘 하고 있었는데, 좌훈을 하고부터 생리량이 늘었습니다. 그뿐 아니라 생리를 하고 난 후에는 개운한 느낌이라고 해야 할 정도로 기분이 좋아졌어요. 손발 찬 것도 많이 좋아져서 요즘처럼 추운 날씨에도 잘 지내고 있습니다.

○○○ 34세 주부

어느 때부터인지 생리혈이 검게 나오는 것이 기분이 좋지 않았는데, 좌훈이 좋다는 말을 듣고 좌훈을 하고부터는 생리혈이 맑아지고 검게 나오는 일이 없어졌다. 아랫배가 가끔 단단하게 뭉치는 일이 있었는데, 그것도 좋아지고 전체적으로 컨디션이 좋아진 느낌이다.

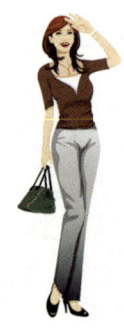

생리통

○○○ 28세 학생

예전부터 좌훈이 좋다는 말은 많이 들었었는데, 근처에 좌훈을 하는 곳이 없어서 잊고 살다가 새로 이사한 곳 주위에 좌훈방이 있어 꾸준히 하게 되었습니다.

좌훈을 하기 전에는 생리통이 너무 심해서 진통제를 복용하지 않고는 견딜 수가 없었어요. 그런데 좌훈을 1달 정도 했더니 생리통이 말끔히 없어졌고 손발이 차가웠던 것도 좋아져 너무 좋습니다. 이제는 좌훈 전도사로 활동해야 할 것 같아요.

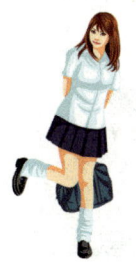

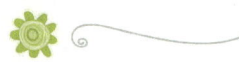

손발저림

○○○ 32세 주부

엄마의 권유로 좌훈을 하게 되었는데, 생각했던 것보다 효과가 좋아 지금은 좌훈 매니아가 되었습니다. 저는 늘 피로감에 짓눌려 있었고 자고 일어나면 얼굴이 붓는 증상과 손발이 저리는 증상을 가지고 있었어요. 그런데 좌훈을 하고부터 모든 것이 달라졌습니다. 피로감도 덜해지고 손발저림과 부종도 없어졌어요. 너무 신기해서 주기적으로 좌훈을 할 생각입니다.

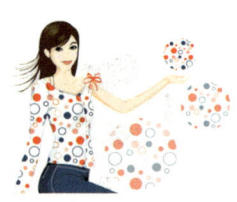

피부 트러블

○○○ 25세 직장인 여성

피부가 좋지 않았어요. 그래서 피부과에서 치료도 했고 피부관리실에서 관리도 받아보았죠. 그런데 좋아지는 듯 하다가 시간이 지나면 다시 본래대로 돌아가더군요. 그러던 중 아는 분의 권유로 좌훈을 하게 되었고, 좌훈을 하면서부터 몸이 가벼워지고 피부도 좋아지는 것을 느꼈어요.

○○○ 35세 주부

피부에 트러블이 심한 편은 아니며 나이가 들수록 주름살이 늘어나는 것이 못마땅한 평범한 아줌마이다. 20대 젊은 여성처럼 고운 피부를 갈망하며 좌훈을 시작했는데, 신기한 일이 벌어졌다. 보는 사람마다 피부가 좋아졌다는 것이다. 화장품을 바꿨느냐? 어느 피부관리실 다니느냐? 같은 질문이 쏟아졌다. 좌훈이 피부에 탄력을 준다는 것은 확실하다.

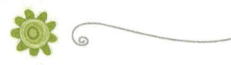

변비

○○○ 30세 주부

처녀 때부터 변비로 고생을 많이 했어요. 변비에 좋다는 것은 모두 했을 정도로 심했는데, 좌훈을 하고 난 이후로 언제 변비가 있었는지 모를 정도로 좋아졌어요. 아랫배가 따뜻해지고 손발도 따뜻해지면서 컨디션이 좋아져서 하루하루 즐겁게 생활하고 있습니다. 변비로 고생하는 분들에게 꼭 추천해주고 싶습니다.

○○○ 21세 학생

고등학교 때부터 신경성 변비로 고생을 많이 했어요. 배가 아플 때도 있고, 변비 때문인지 피부 트러블이 심해지기도 했지요. 대학생활을 하면 좋아질 거라고 생각했는데 여전하더군요. 그러다가 아는 언니의 소개로 좌훈을 하게 되었는데, 2~3번 한 이후로 하루에 한 번씩 변을 보게 되었고 피부 트러블도 좋아졌어요.

○○○ 29세 직장인

저는 생리통이 있고 혈액순환이 잘 되지 않아 손발도 찬 편이고 변비도 엄청 심했습니다. 그러던 중 모 방송에서 좌훈에 관한 프

로그램을 시청하게 되었고, 그 때부터 좌훈을 하게 되었습니다. 약 1개월 정도 좌훈을 했더니 우선 변비가 개선되었고 손발도 따뜻해졌으며 생리통도 많이 줄어들었어요. 직장여성들이 오래 앉아 있고 운동량이 적다보니 생리통이나 변비가 많이 온다고 하는데, 이런 경우에 좌훈이 좋다고 생각합니다.

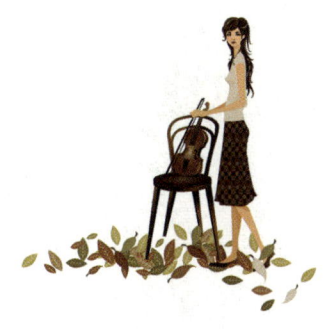

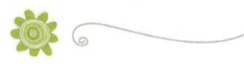

부부관계 개선

○○○ 60세 주부

나이가 들면서 부부관계를 갖는 횟수가 줄었고 몇 년 전부터는 일절 하지 않고 있었는데, 좌훈이 여자에게 좋다는 말을 듣고 하기 시작했어요. 그런데 신기하게도 좌훈을 하면서 몸이 가벼워졌고, 자연스럽게 부부관계를 하게 되었는데 오랜만에 좋은 시간을 보냈어요. 어릴 적에 동네 아줌마들이 좌훈을 하는 것을 보기만 했는데, 실제로 해보니 너무 좋았습니다.

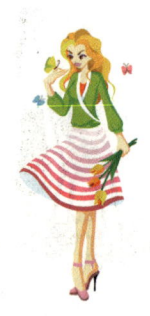

복부비만

○○○ 여50세 주부

좌훈이 좋다는 말을 듣고 해보기로 했다. 본래 아픈 곳이 없어서 그런지 그렇게 좋아졌다는 느낌은 없는데, 뱃살이 빠졌다는 느낌은 확실한 것 같다. 예전에 딱 맞았던 바지가 조금 남기 때문이다. 꾸준히 운동을 해도 잘 빠지지 않았는데 좌훈이 참 신기할 따름이다.

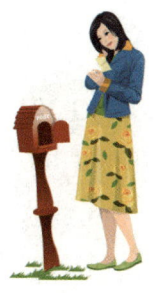

소화력 증진

○○○ 37세 주부

처녀 때부터 소화가 잘 되지 않고 밥을 조금만 먹어도 더부룩해지고 가스가 차는 증상이 있었다. 체질 탓을 하면서도 소화제를 항상 끼고 살았었는데, 좌훈을 하면서부터 소화가 잘 되고 밥맛도 좋아졌다. 변비도 좋아지고 몸이 따뜻해지는 느낌이 너무 좋다.

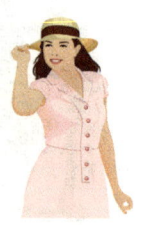

불면증

○○○ 41세 주부

신경이 예민한 편이며 불면증으로 오랫동안 고생하였다. 잠귀도 밝아서 작은 소리에도 잠이 깨고, 한번 잠에서 깨면 다시 자는 것은 무척 어렵다. 불면증에 좋다는 약과 치료법은 모두 해보았지만 큰 효과를 보지 못했는데, 좌훈을 하면서 잠이 잘 오기 시작했습니다. 계속 잠을 잘 자게 될지는 알 수 없으나 좌훈은 분명 불면증에 효과가 있는 것 같습니다.

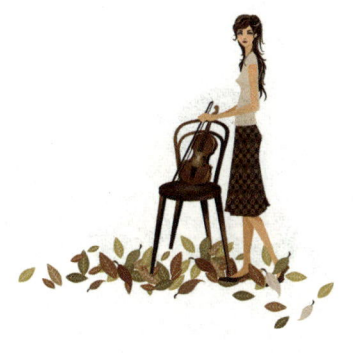

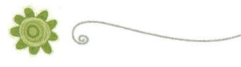

요실금

○○○ 45세 주부

몇 년 전부터 생긴 요실금으로 약도 복용했으며, 수술도 고려했으나 그 정도까지는 아니어서 고민만 하고 있었다. 친구 왈 좌훈을 해보면 좋아질 수도 있다는 말에 속는 셈치고 하게 되었는데, 기대 이상으로 효과를 보고 있다. 그뿐 아니라 괄약근의 탄력이 좋아졌는지 부부생활에도 도움이 되는 듯하다.

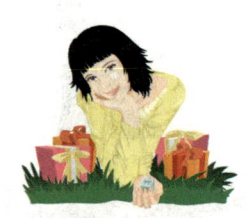

자궁근종

○○○ 45세 주부

종합검진을 받은 결과 자궁근종이 있다는 소리에 너무 놀랐어요. 어디가 아프다는 등 뚜렷하게 증상이 나타나지 않은 상태이고, 아직은 크기가 작아서 수술을 고려하지는 않았지만 걱정은 많이 되더군요. 그러던 중에 친구가 좌훈을 꾸준히 해 보는 것이 어떠냐는 권유를 하게 되었고, 이후로 두 달 반 동안 꾸준히 좌훈을 하였습니다. 그리고 다시 병원검사를 받았는데 근종이 흔적도 없이 사라졌다는 말을 듣게 되어 날아갈 듯이 기뻤습니다. 모든 여성에게 좌훈을 권하고 싶습니다.

○○○ 42세 주부

자궁근종의 크기가 5cm 정도 되었었는데, 좌훈을 하고 난 이후에 4.2cm로 줄었어요. 완전히 없어진 것은 아니지만 좌훈을 계속하면 더 작아질 수 있다고 기대합니다. 이외에도 좌훈을 하니 몸이 따뜻해져서 좋고 피곤함도 없어지고 체력도 좋아지는 것 같아요. 제 생각에는 중년 여성에게 좌훈만큼 좋은 것이 없다고 생각해요.

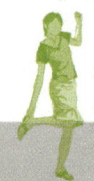 **Part** >>>>>>>>

07

좌훈의 효과를 배가시키는 한약처방

냉증

1) 이중탕

인삼 백출 건강 각8g 감초 4g

냉증이 있을 때 사용하는 기본처방이다. 특히 평소 소화력이 약한 사람, 체질적으로는 소음인에게 적합하다.

2) 부자이중탕

부자 인삼 백출 건강 감초 각4g

이중탕을 써야하는 경우와 비슷하다. 다만 몸을 온열시키는 작용이 강한 부자가 들어 있어 보다 몸이 찬 사람, 또는 나이가 많은 사람에게 적합하다.

3) 건리탕

인삼 12~20g 건강 계지 각8g 백출 백작약 각4g 감초 2g

이중탕을 기반으로 한 처방으로 인삼의 양이 많기 때문에 허약이 더욱 심한 경우에 사용한다.

4) 오적산

창출 8g 마황 진피 4g 후박 길경 지각 당귀 건강 백작약 백복령 3g 천궁 백지 반하 계피 2.5g 감초 2g 생강3편 총백3본

몸이 찬 사람에게 많이 사용하는 처방이며, 소화가 잘 안 되는 사람, 하복이 냉하여 생리통이 있는 사람에게 좋다.

5) 계강양위탕

건강 계지 8g 창출 6g 진피 후박 반하 각5g 적복령 곽향 각4g 인삼 초과 감초 각2g 대추2매 생강3편 오매1개

몸이 차면서 소화불량이 있을 때 사용한다는 점은 오적산과 유사하지만, 소화불량이 두드러질 때 사용한다는 점이 특징이다.

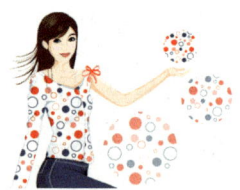

생리통

1) 오적산

창출 8g 마황 진피 4g 후박 길경 지각 당귀 건강 백작약 백복령 3g 천궁 백지 반하 계피 2.5g 감초 2g 생강3편 총백3본

몸이 차고 평소 소화불량이 있는 사람의 생리통에 적합하다.

2) 사물탕

숙지황 백작약 천궁 당귀 각6g

혈액순환이 불량하여 생리통이 생겼을 때 사용한다.

3) 조경종옥탕

숙지황 향부자 각6g 당귀신 오수유 천궁 각4g 백작약 백복령 진피 현호색 목단피 건강 각3g 관계 애엽 각2g 생강3편

불임에 사용하는 처방이지만 자궁을 이롭게 하는 작용이 있어 생리통에도 효과가 있다.

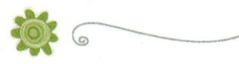

4) 칠제향부환

향부자 14냥

신경성으로 생리통이 발생했을 때 사용한다.

5) 귀출파징탕

향부자 6g 삼릉 봉출 적작약 백작약 당귀미 청피 각4g 오약 3g 홍화 소목 관계 각2g

신경성 또는 혈액순환의 불량으로 생리통이 발생했을 때 사용하며, 통증이 심한 경우에도 적합하다.

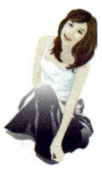

생리전증후군

1) 오적산

창출 8g 마황 진피 4g 후박 길경 지각 당귀 건강 백작약 백복령 3g 천궁 백지 반하 계피 2.5g 감초 2g 생강3편 총백3본

몸이 차고 평소 소화불량이 있는 사람에게 생리전증후군이 나타났을 때 사용한다.

2) 사물탕

숙지황 백작약 천궁 당귀 각6g

하복부로의 혈액순환이 불량하여 생리전증후군이 나타나는 경우에 사용한다.

3) 조경종옥탕

숙지황 향부자 각6g 당귀신 오수유 천궁 각4g 백작약 백복령 진피 현호색 목단피 건강 각3g 관계 애엽 각2g 생강3편

정혈(精血)의 부족과 하복냉이 있는 사람의 생리전증후군에 사용한다.

4) 대영전

숙지황 12~40g 당귀8~20g 구기자 두충 각8g 우슬 6g 육계 자감초 각4~8g

정혈(精血)의 부족으로 생리전증후군이 나타나는 경우에 사용한다.

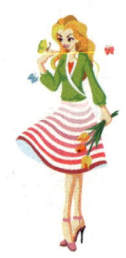

생리불순

1) 사물탕

숙지황 백작약 천궁 당귀 각6g

혈액순환이 불량하여 생리불순이 나타났을 때 사용한다.

2) 조경종옥탕

숙지황 향부자 각6g 당귀신 오수유 천궁 각4g 백작약 백복령 진피 현호색 목단피 건강 각3g 관계 애엽 각2g 생강3편

정혈(精血)이 부족하고 하복이 냉한 사람의 생리불순에 사용한다.

3) 대영전

숙지황 12~40g 당귀8~20g 구기자 두충 각8g 우슬 6g 육계 자감초 각4~8g

정혈(精血)의 부족으로 생리량이 줄어들거나 생리주기가 길어지는 경우에 사용한다.

4) 조경산

맥문동 8g 당귀 6g 인삼 반하 백작약 천궁 목단피 각4g 아교주 감초 각3g 오수유 육계 2g 생강3편

영양을 공급하고 혈액순환을 촉진하여 생리불순을 개선한다.

5) 칠제향부환

향부자 14냥

신경성으로 생리불순이 나타났을 때 사용한다.

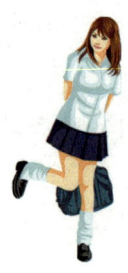

불임

1) 조경종옥탕

숙지황 향부자 각6g 당귀신 오수유 천궁 각4g 백작약 백복령 진피 현호색 목단피 건강 각3g 관계 애엽 각2g 생강3편

불임에 가장 기본적으로 사용하는 처방이다. 정혈(精血)의 부족을 개선하면서 혈액순환을 좋게 한다.

2) 대영전

숙지황 12~40g 당귀8~20g 구기자 두충 각8g 우슬 6g 육계 자감초 각4~8g

정혈의 부족으로 임신이 되지 않을 때 사용한다.

3) 육린주

숙지황 토사자 당귀 각16g 인삼 백출 백복령 백작약 두충 녹각상 천초 각8g 천궁 감초 각4g

정혈의 부족과 혈액순환 불량으로 임신이 되지 않을 때 사용한다.

4) 사물황구환

숙지황 당귀 천궁 백작약 변향부자 각20g 황구

영양결핍과 혈액순환 불량으로 임신이 되지 않을 때 사용한다.

5) 사물탕

숙지황 백작약 천궁 당귀 각6g

자궁 주위에 혈액순환이 불량하여 임신이 되지 않을 때 사용한다.

6) 도담탕

반하 8g 남성 귤피 지각 적복령 감초 각4g 생강5편

비만한 사람의 불임에 사용한다.

자궁근종

1) 사물탕

숙지황 백작약 천궁 당귀 각6g

자궁의 혈액순환을 개선하여 근종을 치료한다.

2) 조경종옥탕

숙지황 향부자 각6g 당귀신 오수유 천궁 각4g 백작약 백복령 진피 현호색 목단피 건강 각3g 관계 애엽 각2g 생강3편

정혈(精血)의 부족과 하복냉을 개선하는 작용이 있어 자궁근종에 사용한다.

3) 대영전

숙지황 12~40g 당귀8~20g 구기자 두충 각8g 우슬 6g 육계 자감초 각4~8g

정혈(精血)의 부족을 개선하는 작용이 있어 자궁근종에 사용한다.

자궁내막증

1) 사물탕

숙지황 백작약 천궁 당귀 각6g

자궁의 혈액순환을 개선하여 자궁내막증을 치료한다.

2) 조경종옥탕

숙지황 향부자 각6g 당귀신 오수유 천궁 각4g 백작약 백복령 진피 현호색 목단피 건강 각3g 관계 애엽 각2g 생강3편

정혈(精血)의 부족과 하복냉을 개선하는 작용이 있어 자궁내막증에 사용한다.

3) 칠제향부환

향부자 14냥

신경성이 있는 사람의 자궁내막증에 사용한다.

질염(냉대하)

1) 비원전

산약 검인 산조인 인삼 금앵자 각8g 백출 백복령 각6g 감초 4g 원지 3g 오미자 14개

몸이 허약하고 찬 사람의 냉대하에 사용한다.

2) 육린주

숙지황 토사자 당귀 각16g 인삼 백출 백복령 백작약 두충 녹각상 천초 각8g 천궁 감초 각4g

정혈의 부족과 전신허약으로 인한 냉대하에 사용한다.

3) 오적산

창출 8g 마황 진피 4g 후박 길경 지각 당귀 건강 백작약 백복령 3g 천궁 백지 반하 계피 2.5g 감초 2g 생강3편 총백3본

몸이 차고 평소 소화불량이 있는 사람의 냉대하에 사용한다.

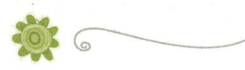

4) 이진탕

반하 8g 귤피 적복령 각4g 감초 2g 생강3편

담음이 많은 사람에게 냉대하가 있을 때 사용한다.

5) 난간전

구기자 12g 당귀 8~12g 백복령 오약 소회향 각8g 육계 4~8g 침향(목향) 4g

몸이 약하고 하복이 냉한 사람의 냉대하에 사용한다.

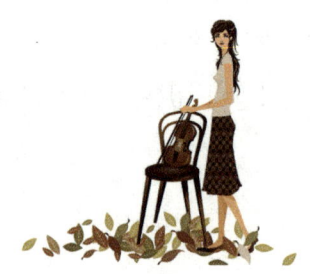

변비

1) 사물탕

숙지황 백작약 천궁 당귀 각6g

대장에 점액이 부족하고 혈액순환이 불량하여 변비가 되었을 때 사용한다.

2) 사마탕

빈랑 침향 목향 오약 각등분

신경성으로 장의 운동이 교란되어 변비가 생겼을 때 사용한다.

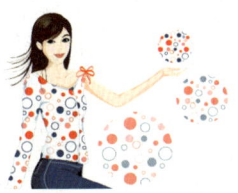

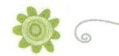

여드름(뾰루지)

1) 조경종옥탕

숙지황 향부자 각6g 당귀신 오수유 천궁 각4g 백작약 백복령 진피 현호색 목단피 건강 각3g 관계 애엽 각2g 생강3편

자궁의 기능이상으로 인한 여드름에 사용한다. 생리통이나 생리불순이 있는 사람에게 적합하다.

2) 청상방풍탕

방풍 4g 백지 연교 길경 황금 천궁 각3g 형개 치자 황련 지각 박하 각2g 감초 1.5g

얼굴이 붉고 열이 있는 사람의 여드름에 사용한다.

치질

1) 익위승양탕

백출 6g 황기 4g 인삼 신국 3g 당귀신 진피 감초 각2g 승마 시호 각 1.5g 생황금 1g

몸이 허약하고 소화력이 약한 사람의 치질에 사용한다.

2) 육미지황원

숙지황 8냥 산약 산수유 각4냥 백복령 목단피 택사 각3냥

장의 탄력이 떨어져 치질이 발생했을 때 사용한다.

3) 진교창출탕

진교 조각인 도인 각4g 창출 방풍 각3g 황백 2g 당귀 택사 빈랑 대황 각1g

치질의 원인보다는 증상을 개선하는 치료적인 개념으로 사용하는 처방이다.

여·자·를·살·리·는 좌훈요법

초판인쇄 2008년 4월 10일
초판발행 2008년 4월 15일
지 은 이 안병준 조경남
삽   화 김광일
북디자인 구효숙
발 행 인 조경남
등   록 제 2006-30호
발 행 처 도서출판「단샘」
          경기도 의왕시 오전동 849번지
          전화 : 031-341-7831, 016-750-7831
          www.dansaembook.com
정   가 13,000원
ISBN 978-89-958649-6-8 03510

무단 복제 및 전재를 금합니다.
잘못 만들어진 책은 구입하신 곳에서 교환하여 드립니다.